Michael J. J. Kogler

Die Asche vergangener Winter

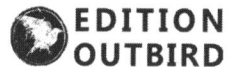

Impressum

1. Auflage: 25. November 2022
© Edition Outbird, Gera
www.edition-outbird.de
Coverfotografie: Jürgen Maurer
Covergestaltung: Oliver König, Michael J. J. Kogler & Tristan Rosenkranz
Autorenporträt: Oliver König
Vorlektorat: Manuela Ausserhofer
Lektorat: Vanessa-Marie Starker, Tristan Rosenkranz, Alexander Nym
Buchsatz: Danilo Schreiter, Telescope Verlag
Englischer Buchtitel: „Snowburial"

ISBN: 978-3-948887-38-4
Preis: 16,50 €
Alle Rechte vorbehalten.

Für Eal & Hanna

Weil es fast gereicht hätte...

„AND NOW, AFTER ALL THESE EMPTY DAYS & SLEEPLESS NIGHTS
I STILL DROWN IN THE VOID
THERE'S A HOLE FILLED WITH GUNPOWDER IN MY CHEST
THAT IN SHAPE LOOKS JUST LIKE YOU
WHAT A LOSS TO SPEND SO MUCH TIME WITH SOMEONE
ONLY TO FIND OUT SHE'S A STRANGER
IN THE END IT SEEMS WE BOTH LOST SOMETHING
YOU LOST ME, WHILE I LOST TRUST AND TIME

I'M SORRY THE VOID ONCE MORE ENGULFED ME
BUT SOMEHOW, I GUESS, I MYSELF BECAME THE VOID
I'M LEAVING SOON...

...SORRY I CAN'T SAVE ME"

TAL LINDEN, Neubach - Trostberg, 30. April 2021

Vorwort

Alle Aspekte, Hintergründe und Kulissen dieser Erzählung sind frei erfunden und alle Parallelen etwaiger Charaktere und Protagonisten betreffend willkürlich, bloßer Zufall, und allgemein betrachtet, ähnlich wie bei Bukowski, Hemingway oder Faulkner nur fatale Lügengeschichten eines Verrückten mit zu viel Fantasie, schwachsinnig aber unterhaltsam. Aber wie es eben so ist, bleiben in einer Welt, in der es nur Geistesgestörte gibt, die Verrückten schlussendlich doch Könige, schließlich sind sie die alleinigen Meister ihres Faches. Viele Kapitelüberschriften sind bewusst an Song-, Film-, Serientitel oder Textzeilen angelehnt, da sie so einen gewissen Zeitgeist widerspiegeln.

Dieser Roman könnte viele Namen tragen, wie etwa „Chroniken des Verschwindens", „Abschied von Hanna", „Tal Lindens letzte Reise", oder gar „Portrait eines Freundes". Aber ich habe mich entschlossen, ihm den einzigen ebenbürtigen Namen zu geben, der ihm und Tal zu Gesicht steht, und das ist jener, den er trägt. Nicht nur aufgrund der Zeitspanne, in der sich der überwiegende Teil dieser Erzählung bewegt, sondern auch, weil diese Jahreszeit schon immer nahe mit dem Werden und Vergehen sowie mit dem Tod und der Auferstehung der Gezeiten verbunden war und auf Tal seit seiner Kindheit eine eigenartige Faszination ausübte. Denn die einzige Kraft, die mir hinsichtlich dessen bleibt, ist die Gewalt der Worte, und diese werde ich nutzen, um Tal und unseren Freunden ein gebührendes Denkmal zu setzen.

Man muss erst den Tod in sein Leben lassen, damit man lernt was es heißt zu leben und zu lieben…

Ich möchte mich bei dieser Gelegenheit auch bei meinen Freunden T-Bone, Georg, Purch, Dani, Schwenk, Jürgen, Fipsi, Birgit, Muli, Fred, Manu, Ninochet, Grillex, Svenni und Sollo sowie Tina und meinen Eltern für ihre bloße Anwesenheit und Umsicht in den Monaten, bevor und während dieser Roman erste Formen annahm, bedanken. Ihr wart mir eine riesengroße Stütze und habt mich so im Endeffekt wahrscheinlich vor mir selbst bewahrt, was ich bei Tal und Finn leider nicht mehr konnte. Das werde ich Euch nie vergessen...

Weit mehr als nur Dank gebührt aber meiner Nini, weil es auch für Dich in der Liebe keine Kompromisse gibt. Dir gehört mein Herz.

Rest easy, Tal und Finn, wir sehen uns wieder, beim ersten Licht des ersehnten Tages...

1. Kapitel

I Thought About Ending Things

*Im Herzen gibt es leere Orte, und in sie dringt das Leid ein,
damit sie fühlbar zu existieren beginnen.*

LÉON BLOY

Es hätte sein Jahr werden sollen, aber spätestens im Frühjahr war sich Tal Linden bereits darüber bewusst, dass ihm dieses Jahr, noch bevor der erste Schnee in den Bergen fallen sollte, alles genommen haben wird, das ihm wichtig und essenziell für sein Leben war. Schon im Frühjahr, und in den beiden Jahren zuvor, dachte Tal fast täglich darüber nach, sich das Leben zu nehmen. Nicht unbedingt aus einem speziellen Anlass heraus, sondern aus bloßem, ihm von Natur aus gegebenem Trübsinn und Agonie. Und als dann der Herbst über ihn hereinbrach, war es für ihn keine Eventualität mehr, sondern schon lange Gewissheit, was diesem Jahr folgen würde. Er konnte sich lediglich nicht entscheiden, wer ihn beziehungsweise seinen leblosen Körper finden sollte. Sein langjähriger bester Freund Jannis, ich, der seiner Meinung nach zwar einiges ertragen konnte, dem er ein Trauma dieses Ausmaßes jedoch am allerwenigsten vergönnte, oder seine ihm in den letzten Monaten fremd gewordene Freundin Hanna, die ihm zu dieser Zeit auch nicht besonders leidgetan hätte. Tal hatte sich bereits Monate zuvor penibel auf seinen Abgang vorbereitet und emsig alles an Schlaftabletten und Psychopharmaka in einer Kiste gesammelt, die er so in den letzten Jahren von diversen Ärzten verschrieben bekam. Gerne nannte er seine „Asservatenkammer" beziehungsweise die vielen hundert Pillen, die er in all der Zeit zusammengetragen hat, auch seine „Abtrittsversicherung", aber das war nur eine Bezeichnung von vielen. Dieses Mal würde er es richtig machen, nicht wie die beiden fehlgeleiteten Male zuvor. Es gibt keinen dritten Versuch, nur einen letzten. Und wie von Tal bereits erahnt, kam das Ende schneller als ihm lieb war, als seine entfremdete Freundin Hanna, die er jedoch auch zu jener Zeit noch glaubte über alles zu lieben, beschloss, dass er nicht mehr zu ihrem Leben passte. Denn auch wenn er sich schon geraume Zeit emotional auf diesen Moment vorbereitet hatte, und davon ausging darauf gefasst zu sein, so traf er ihn dann doch mit voller Wucht und Härte. Tal war noch nie gut darin, Menschen gehen zu lassen, ganz im Gegenteil, wenn er jemanden einmal gemocht hatte, zog er Beziehungen und Freundschaften meist unendlich in die Länge, auch wenn sein Gegenüber ihm schon lange nicht mehr guttat. Ich glaube nicht, dass Tal diesen Schritt von sich aus gewagt hätte, auch wenn er manchmal, wenn er betrunken war und zu viel Kokain gezogen hatte, darüber gesprochen hat. Das Kokain, naja, es war in den letzten Jahren für ihn leider zu einem treuen Gefährten geworden, in guten wie in schlechten Zeiten, denn auf das Kokain konnte er sich verlassen, und wenn er noch so trübsinnig war, für eine kurze Zeit konnte er sich damit besser fühlen, auch wenn es selten mehr als ein paar Stunden waren. Generell hatten Drogen und Alkohol in der letzten Dekade seines Lebens einen zu großen Stellenwert eingenommen und Tal war sich dessen zweifellos bewusst, auch wenn er es in dieser Form wohl nie zugegeben hätte. In seinem Freundeskreis, der überwiegend aus Künstlern und Musikern bestand, war es jedoch nicht unüblich mehrmals die Woche zu trinken und Pulver, oder wie er es auch gerne nannte, „Nasennahrung" zu konsumieren, weshalb auch Tal dieses Verhalten nie wirklich infrage stellte. Aber belassen wir es erst mal dabei und kommen zum Anfang der Geschichte zurück, dem Donnerstag im letzten Oktober, der Tals Welt ein für alle Male auf den Kopf stellen und erschüttern sollte, dem Tag an dem er sein Herz, Hanna, verlor. Und wie jeder weiß, kann ein Mann ohne sein Herz nicht leben, vor allem schwermütige Geister, wie Tal einer ist, nicht.

Lange Rede, kurzer Sinn, einige Wochen nach dem Ende seiner Beziehung zu Hanna ging Tal an einen sehr dunklen Ort. Und obwohl Tal sich eigentlich mit dunklen Orten auskannte, so war dieser wohl hoffnungs- und lichtloser als alle Orte, die er zuvor durchqueren musste. Aber irgendwie, und sei es nur seiner zynischen Ader gedankt, schien es ihm dort zu gefallen. Tal hatte den Menschen, die er liebte, in den letzten Jahren nicht gerade gutgetan, das wurde ihm mit jedem Tag etwas bewusster. Vor allem aber schämte er sich mehr dafür, als er es in diesem Zustand verkraften konnte. Es war fast so, als würde sich rund um Tal ein Abgrund auftun, in den jeder hineingezogen wurde, mit dem er zu viel Zeit verbrachte. Und auch wenn seine Absichten und Intentionen im Grunde nie böswillig waren, so sah das Endergebnis trotzdem leider oft anders aus.

Der LSD-induzierte Unfall seines Bandkollegen Kim, bei dem dieser sich beide Beine brach, nachdem er im Wahn über ein fahrendes Auto hechtete, war dabei leider nur ein Beispiel von vielen. Und auch wenn jeder Mensch nahe dem 30. Lebensjahr selbst entscheiden kann, auf was er sich einlässt, so war es doch Tal, der das Acid besorgte, und auch er, der in jener Nacht zu wenig auf seinen Kumpel geachtet hatte und das nagte an ihm. Kim hatte ohne Vorwarnung im Delirium einen Tisch, auf dem sich Gläser und Flaschen befanden, quer durch Tals Zimmer befördert und rannte hinaus in den Hausflur und die Treppe hinaus auf die Straße. Tal und ein weiterer seiner Kumpel, erst mal damit beschäftigt abzuklären, ob irgendwelche Fenster oder sonst was in die Richtung kaputt und wie viele Gläser und Flaschen zerbrochen waren, bemerkten erst etwa nach einer Minute, dass Kim verschwunden war. Gemeinsam machten sie sich auf die Suche nach ihm. Unten auf der Straße gab es aber erst keine Spur von Kim, weshalb die beiden abzuwägen begannen, in welche Richtung er gerannt sein könnte. Beide kamen zu dem Schluss, dass es ihn durch die Angstattacke, die ihn offensichtlich durch das LSD ergriffen hatte, mit großer Wahrscheinlichkeit wohl eher weg von der Hauptstraße getrieben hat, und er sich irgendwo in einem Park verstecken würde, weg von all dem Lärm und den Menschenansammlungen der Verlorenen Stadt. Falsch gedacht. Kim lief schnurstracks in Richtung Hauptstraße und hechtete dort in einer Nebenstraße über ein von unten kommendes Auto. Da das ganze nur ein bis zwei Meter vor einer Kreuzung passierte, war das Taxi zwar fast schon zu stehen gekommen, da die Straße aber nach hinten hin ziemlich steil war, und Kim beschloss vom Dach des Wagens über den Kofferraum hinweg in die abschüssige Straße zu springen aus welcher das Taxi kam, war er durch das Gefälle der Straße wahrscheinlich über drei Meter in die Luft geschleudert worden, und das nur mit Socken bekleidet, was ihm wie wir nun ja schon wissen, schließlich beim Aufprall beide Beine brach. Was Tal und sein Kumpel zu diesem Zeitpunkt aber noch nicht wissen konnten. Als die beiden Kim endlich gefunden hatten, lag dieser schon lallend und mit den Händen an eine Liege gebunden in einem Rettungswagen. Das folgende Gespräch mit Polizei und Rettung war für Tal etwas befremdlich, unter anderem da erstere ihm erklärten, Kim hätte „nur" gegen das Taxi getreten, und wäre dann umgefallen. Wer die Serie *Braunschlag* gesehen hat, der kann sich ungefähr vorstellen, wie das Gespräch abgelaufen ist, da das Verhalten der Rettungsleute und der Polizei ziemlich an die beiden Polizisten in eben jener Serie erinnerte. Als Tal am Ort des Geschehens ankam, wurde er erst mal mit den Worten „Gehört der zu Dir?" empfangen, was Tal bejahte. Auf die Frage des Polizisten, was Kim genommen habe, erwiderte Tal: „Naja, er hat über seine Verhältnisse gesoffen, sieht man doch." Ohne den Satz zu Ende sprechen zu können, unterbrach ihn einer der drei Polizisten, der wohl ihr Rädelsführer war, jedoch lautstark mit den Worten: „Halt die Fresse und lüg hier nicht rum. Es ist uns eh egal, was er sich eingeworfen hat, aber wir brauchen diese Info für den Toxikologie-Bericht." Als würde die Polizei einen Toxikologie-Bericht über jemanden anfertigen, der laut eigener Aussage auf der Straße umgefallen war. Kleinlaut gab Tal zu, dass sein Kumpel einen LSD-Trip genommen hatte, auf den er wohl etwas überempfindlich reagierte. „Und hast Du auch was genommen?", fragte der Polizist, worauf Tal erwiderte: „Schau ich so aus?", was der Polizist schließlich verneinte. Klar hatte Tal auch einen Trip genommen, im Vergleich zu Kim konnte er aber anscheinend damit umgehen. Da die Sanitäter Kim um jeden Preis in die Psychiatrie bringen wollten, begann Tal hart mit ihnen zu verhandeln. Nach gefühlt 20 Minuten gaben die Polizisten endlich nach und teilten Tal ihre Bedingungen mit. „Bring uns seinen oder deinen Ausweis, und Du kannst den Deppen mit nach Hause nehmen." Na gut. Tal rannte so schnell er konnte rauf in seine Wohnung und holte seinen Führerschein, immer mit der Angst im Nacken, die Polizei könnte es sich in der Zwischenzeit anders überlegt haben und Kim schon auf dem Weg in die Klapse sein. Er brachte ihnen seinen eigenen Ausweis, und einer der Polizisten deutete in den Rettungswagen.

„Nimm ihn mit, und viel Spaß noch mit ihm, so wie der drauf ist." Tal stieg in den Rettungswagen und machte ihn von seinen Fesseln los. Zu keiner Sekunde kam auch nur irgendwer der beteiligten Beamten auf die Idee, ihm zu helfen. Kim war fast gleich groß wie Tal und höchstens fünf Kilo leichter, was das Ganze zu einem ziemlichen Fiasko verkommen ließ. Auch wenn Tals zweiter Kumpel mittlerweile wieder dazu gestoßen war, erschien es den beiden trotzdem unmöglich Kim erst einmal um den Block und schließlich die steile Wendeltreppe, drei Stockwerke hinauf in Tals Wohnung zu tragen, weshalb Tal die Sanitäter bat, Kim und ihn zumindest vor die Haustür zu fahren, damit sie ihn wenigstens nur die Stufen hinauftragen müssten.

Darauf begann einer im Rettungsteam schallend zu lachen und erwiderte Tals Frage mit den Worten: „Du kannst lesen, oder? Zumindest siehst Du so aus als könntest Du lesen."

Worauf Tal ihm schon etwas entnervt entgegnete: „Ja, ich war in der Schule immer der Beste im Lesen."

Der Sanitäter meinte: „Gut", zeigte mit dem Finger auf die Außenseite des Wagens und sagte: „Was steht da? Rettung oder Taxi?".

Dann war Tal alles klar, sie waren also komplett auf sich allein gestellt. Zu dieser Zeit wusste noch niemand, dass Kims Füße gebrochen waren, da er auch sonst, manchmal sogar schon, wenn er nur ein paar Bier getrunken hatte, oft so tat, als könne er nicht mehr laufen und wie ein Kind am Boden herumkrabbelte. Weshalb diese Situation für Tal nichts Besonderes war und ihn niemand wirklich ernst nahm. Dass ihm die Füße weh taten, hörte Tal in dieser Form zum ersten Mal am nächsten Morgen. Wegen seines Horrortrips saß Tal fast die ganze Nacht neben ihm am Bett und hielt seine Hand, bis er etwa gegen 8:00 Uhr morgens wieder halbwegs nüchtern war. Es war in etwa zur selben Zeit, als Kim das erste Mal über Schmerzen klagte, worauf Tal eine seiner Socken hinunterzog und auch ohne medizinische Vorkenntnisse sofort erkannte, dass mit dem Bein wirklich etwas nicht stimmte. Tal, der auf diesen Umstand hin erst mal drei Schnäpse brauchte, geriet etwas in Panik, weil er sich über die Folgen dieses Unfalls immer bewusster wurde. Als er sich endlich sammeln konnte, wählte er die Nummer eines privaten Rettungsdienstes und ließ Kim ins Krankenhaus bringen. Auf Grund der zu dieser Zeit vorherrschenden Corona-Regeln durfte er ihn leider nicht begleiten, was Tals schlechtes Gewissen nochmals steigerte. Aber zumindest hatte er ihm den Aufenthalt in der Psychiatrie und einen Drogentest erspart, auch wenn das Endergebnis natürlich trotzdem immer noch überaus beschissen war.

Vor allem lag zwischen diesem Vorfall und dem Abschied von Hanna nicht mal eine Woche, und seine Lage sollte sich mit dem Voranschreiten des Jahres nicht mehr großartig verbessern, ganz im Gegenteil. Aber wenn wir ehrlich sind, ist die Zerbrochene Stadt auch nicht unbedingt der richtige Ort, um mit psychedelischen Drogen zu experimentieren, daran hätten die beiden besser einige Stunden eher denken sollen. Auch der Terroranschlag, der wenige Tage später die Stadt erschüttern sollte, während Tal sich nur ein paar hundert Meter entfernt allein und trübsinnig in einer Bar betrank, verunsicherte ihn stark und drückte seine Stimmung zusätzlich. Vor ein paar Jahren noch hätte er mit so etwas gerechnet, doch in letzter Zeit war es um die Extremisten still geworden, weshalb der Anschlag für ihn mehr oder weniger aus dem Nichts kam, und seinen Glauben an die Menschheit, der generell nicht wirklich vorhanden war, um ein weiteres Trauma bereicherte.

Die folgenden Wochen bis kurz vor Weihnachten bestanden für Tal aus einem ständigen Hin und Her zwischen der Zerbrochenen und der Neinsager-Stadt, wobei er sich in beiden weder wirklich erwünscht noch annähernd wohl gefühlt hätte. So begann für ihn ein weiterer Lebensabschnitt des Herumwanderns, den er liebevoll, jedoch auch zynisch, als „Tal Linden Teil drei, die Abenteuer sind noch nicht vorbei" bezeichnete, und womit er auf die beiden einzigen langjährigen Beziehungen anspielte, die er bis dato in seinem Leben geführt hatte. Tal hieß mit bürgerlichem Namen eigentlich Jonathan. Ich glaube er wusste selbst nicht genau, wie er zu seinem Spitznamen kam, aber abgesehen von seinen Eltern nannte ihn jeder so, und viele seiner Bekannten wussten nicht mal um seinen Taufnamen, so lange ging das schon. Tal war jedoch froh um seinen Spitznamen, da er sich mit seinem eigentlichen Namen nie wirklich identifizieren konnte, da dieser für ihn ein Allerweltsname war, und sein Spitzname „Tal" für ihn einfach mehr Wiedererkennungswert hatte. Tal hatte zu dieser Zeit, nun seit beinahe zwei Monaten, durchgehend Herzrasen, fast ununterbrochen gesoffen, und so nur wenig bis gar keinen Schlaf bekommen. Wenn es denn aber dann sein musste, nach ein paar durchzechten Nächten in Folge, kam es durchaus vor, dass er fast 18 Stunden am Stück schlief. Irgendwie klar, denn irgendwann fordert der Körper seinen Tribut, auch bei einem noch relativ jungen Menschen wie Tal. Natürlich haben auch seine Medikamente, allem voran sein geliebtes Lorazepram, einiges dazu beigetragen, dass er manchmal ganze Tage verschlief. Dann, in der Adventszeit und rund um Weihnachten, die für Tal seit jeher ein trübsinniger und melancholischer Zeitabschnitt war, wurde ihm dann so richtig klar, wie verlassen er sich fühlte, war ihm diese Zeit doch, obwohl er in keinem Lebensabschnitt wirklich gläubig war, stets sehr wichtig gewesen, vor allem was die gemeinsamen Tage mit seinen Eltern und seinen Schwestern betraf. Das Corona-Jahr 2020 ließ ein Familientreffen in der Art, wie er es kannte, leider nur schwerlich zu, und so verzichtete er schließlich ganz darauf. Und auch wenn sie eigentlich kein wirkliches Paar mehr waren, so gab es für ihn trotzdem ein kurzes Wiedersehen mit Hanna, da die beiden um kleine Geschenke für den jeweils anderen doch nicht verlegen waren. Denn obwohl sie beinahe sechs Jahre ein Paar waren, war es ihr erstes gemeinsames Weihnachten, und es sollte in dieser Form wohl leider auch ihr letztes bleiben. Welche Ironie des Schicksals.

Tal feierte Weihnachten üblicherweise gemeinsam mit seinen Eltern, wo er jedoch in diesem Jahr aufgrund der Corona-Panik seiner Mutter unerwünscht war, weshalb er es vorzog, den Abend bei Freunden zu verbringen, wo jedoch auch Hanna eingeladen war. Dort herrschte eine Stimmung, die man so wohl am ehesten als angespannt bezeichnen könnte, da Hanna wie die meisten Scheidungskinder davon überzeugt war, das Monopol auf eine kaputte Kindheit und somit auf deprimierende und befremdliche Weihnachten zu haben. Ein weiterer Grund, weshalb Tal es in der Vergangenheit vorzog, Weihnachten bei seinen Eltern zu verbringen. Dieser Abend verstärkte Tals anhaltende Depression immens und er begann erst recht damit, sich mit Medikamenten vollzustopfen, die ihn in erster Linie aber nur abstumpften und gleichgültig werden ließen. Anders hätte er die auf Weihnachten folgenden Wochen und Monate wohl kaum überlebt, denn auch wenn es ihm noch nicht ganz bewusst war, er war zum hundertsten Mal ganz unten angekommen. Dies war wohl sein erster Versuch für immer und gänzlich zu verschwinden, und ein kleiner Tod, dem noch viele andere folgen sollten. Und auch, wenn er diesen Schritt Zeit seines Lebens immer in Betracht zog, so war seine Ohnmacht bis dato aber nur zwei Mal so über ihn hinausgewachsen, dass er seinen Gedanken Taten folgen ließ, die wie bereits am Anfang erwähnt, zum Glück beide missglückten. In den Folgejahren war es hauptsächlich seine

Mutter und der Gedanke an ihr Leid und ihr dadurch sicherlich endgültiges Zerbrechen, welches er mit diesem drastischen Schritt definitiv verursachen würde, das ihn zögern ließ, nach all den Jahren des Siechens endlich einen Schlussstrich zu ziehen. Doch in dieser Hinsicht hatte sich in Tals Leben, vor allem in den Monaten um und vor Weihnachten etwas nicht minder Wichtiges verändert. Das Leid der Anderen war ihm relativ gleichgültig geworden, was aber nicht ganz ohne Grund geschah. Die Monate der Pandemie hatten den überwiegenden Anteil der Menschen in seinem Umfeld in egoistische Arschlöcher verwandelt, und da sich jeder nur noch selbst am nächsten war, beschloss auch Tal keine Rücksicht mehr auf seine Lieben zu nehmen. Und was für ihn wohl mitunter am schlimmsten war: Die Pandemie und die äußeren Umstände kitzelten aus Leuten Wahnsinn hervor, der davor kein Teil ihrer Persönlichkeit und eine weitere Folgeerscheinung der medialen Panikmache zu jener Zeit war. Die Jahre der Pandemie werden irgendwann vergessen sein, nicht jedoch das lächerliche und egoistische Verhalten der Menschen in dieser Zeit. So entfremdete sich Tal zu dieser Zeit auch von seinen Eltern, zu denen er in den letzten Jahren ein gutes Verhältnis aufgebaut hatte. Generell hatte er sich in den Monaten rund um Weihnachten von so ziemlich allem entfremdet und mit allem überworfen, das in seiner Welt je Bedeutung hatte. Dies war wohl der letzte Beweis, den es benötigte, um seinen Verdacht zu untermauern, dass es in dieser Welt schlicht keinen Platz mehr für ihn gab. Er war zu müde, um nochmal neu anzufangen, was ihm nun von Tag zu Tag bewusster wurde. Er hatte nun beinahe zwanzig Jahre gegen diese Melancholie, gegen diesen Groll und diese Leere in seinem Herzen angekämpft, aber nun schien es für ihn endgültig kein Zurück mehr zu geben. Denn wer nichts mehr hat, das ihn hält, der zerbricht, und so war er der Meinung, endgültig am Ende seines Weges angekommen zu sein. Die Welt, in der er aufgewachsen war, existierte nicht mehr, und in jener, welche das letzte Jahr für ihn erschuf, fühlte er sich fremder denn je zuvor. Das letzte Jahr hätte in dieser Form einfach nicht geschehen dürfen. Wenn ich es nicht besser gewusst hätte, hätte ich gesagt, Tal war eigentlich damals schon bereit zu gehen, endlich loszulassen, auch wenn er unter anderen Umständen vielleicht noch gerne ein paar Jahre geblieben wäre. Aber noch war Tal Lindens Ende nicht gekommen, noch kämpfte er mit seinem Gewissen, auch wenn er wusste, dass er den Krieg in seinem Herzen nur schwerlich für sich entscheiden konnte.

2. Kapitel

I'll End Soon

You ate my heart out, I am stone.

OATHBREAKER - IMMORTALS

Wir schreiben mittlerweile den 01. März 2021, und in nur wenigen Tagen würde sich der erste Lockdown im Jahr der großen Pandemie zum ersten Mal jähren. Und wie wir ja alle wissen, ist es nicht bei diesem einen geblieben. Es war dieselbe Woche, als die neue Platte von Tals Band WITH AUTUMN I'LL SURRENDER in die Top 5 der Album-Charts einstieg, ein Meilenstein für eine Black-Metal-Band mit derart befremdlichen und lebensverneinenden Leitmotiven in ihren Texten, und eigentlich fast ein kleines Wunder, wenn man bedenkt, welche anderen Alben sich normalerweise auf solchen Positionen tummeln. Tal selbst verlor jedoch keine Minute der Freude an diesen Umstand, denn er war viel zu sehr damit beschäftigt zu trauern und sich bis zur Besinnungslosigkeit zu betrinken. Nichts könnte ihm zu dieser Zeit gleichgültiger sein als irgendeine Chartposition, und war sie noch so gut und einzigartig. Auch viele andere äußere Umstände trugen nicht wirklich dazu bei, Tals Laune zu verbessern. Zu dieser Zeit hatte er bereits mehr regionale Lockdowns durchgestanden, als er Beziehungen geführt hatte, weshalb ich seine Verzweiflung durchaus nachempfinden kann. Seine Obsession mit Hanna hatte mittlerweile ähnlich fanatische Züge angenommen als jene mit dem Tod, und so verging fast keine Sekunde, geschweige denn Minuten, in denen er nicht an sie dachte. Er idealisierte sie, auch wenn sie dies zu jener Zeit keinesfalls verdient hatte. Wir kommen hier jedoch auf ein generelles Problem zu sprechen, welches Tal schon um einiges länger verfolgte als ihm lieb war, denn es war nicht das erste Mal, dass er eine Frau aus seiner Vergangenheit verklärte. Generell färbte sich Tal die Vergangenheit und ihre Protagonisten oft schöner als sie waren, vor allem die Frauen, die er liebte oder zumindest geglaubt hatte zu lieben. Vor allem aber glorifizierte er die Nächte seiner Jugend, die für ihn gefühlt schon Jahre zurücklagen, auch wenn er zu diesem Zeitpunkt erst etwa zwei Jahre in seiner Lethargie gefangen war. Ein Zustand, der sich merklich von seinem gewöhnlichen Trübsinn und jenem der „Tage der großen Depression" unterschied. Zu gerne erinnerte er sich an eine Zeit zurück, die in seinen Augen eine optimistischere und in dieser fast jeder Tag mit einem Abenteuer verbunden war. Die erste Reise, die erste große Liebe und der Rausch der Gezeiten, noch haltlos und befreit von Sorgen. Vielleicht war Tal aber auch einfach ein Mensch, der sich stets etwas zu sehr an die Vergangenheit klammerte, denn im Endeffekt ist die Vergangenheit irgendwie auch nur eine weitere Geschichte, die wir uns selbst erzählen und Nostalgie auch nicht viel mehr als ein Zeitvertreib für Menschen, die der Zukunft nicht trauen. In all der Zeit versuchte Tal aber immer wieder aufs Neue seinen Frieden mit der Welt zu finden. Die Tage der großen Depression, die er so gerne in seinen Liedern besang, dauerten aber nun schon mehr als sechs Sommer an, und waren in dieser Form für ihn wohl auch noch lange nicht vorüber, weshalb er einen folgenschweren Entschluss fällte. Er packte seine sieben Sachen zusammen und ließ die Neinsager-Stadt sowie die Menschen dort hinter sich und bezog eine Hütte in den Bergen, die sich schon seit Jahrzehnten im Besitz seiner Familie wähnte. Wo, wenn nicht in dieser Abgeschiedenheit, sollte ihm seine Katharsis gelingen, wo, wenn nicht hier, könnte er wieder zu sich selbst finden?! Die kleine Wohnung in der Neinsager-Stadt, in die man ihn abgeschoben hatte, war für ihn nie mehr als eine Notlösung gewesen, schließlich zehrte er bis zum Schluss von der Hoffnung, Hanna würde sich nach einigen Wochen wieder beruhigen und ihn zurück nach Hause lassen. Und wer Tal kennt, der weiß, dass er zu dieser Zeit nirgendwo auf der Welt lieber gewesen wäre, als an ihrer Seite, in dem kleinen Haus mit Garten, welches sie sich in den letzten Jahren so schön eingerichtet hatten. Dieser Umstand schien in diesen Tagen jedoch undenkbar weit in die Ferne gerückt zu sein. Wahrscheinlich wusste er schon länger, dass er nie wieder nach Hause zurückkehren würde, nicht so lange Hanna ihn so verachtete, und da sie schon immer eine Frau der späten Einsicht war, sollte er damit wohl recht behalten. Was die Hütte in den Bergen betrifft, so wusste er, dass es seine letzte Chance war, denn sollte es auch dort nicht gelingen seine Depressionen und seine Trauer zu überwinden, gab es für ihn nur noch zwei Auswege aus dieser Misere: die Psychiatrie oder eine Überdosis. Und weil er eigentlich einfach nur glücklich sein und leben wollte, war er von keiner der beiden Optionen wahnsinnig begeistert oder überzeugt. Es schien so, als würde aber dennoch Hoffnung in ihm keimen, wenn auch im Verborgenen. Vielleicht lohnte es sich doch noch etwas auszuharren, damit es ihm vielleicht irgendwann wieder besser gehen würde, und er endlich DEN Sommer seines Lebens erleben durfte, den er sich schon seit so vielen Jahren mehr als alles andere auf der Welt ersehnte und welchen er ebenfalls in mehr als nur einem seiner Lieder besungen hatte.

Es war ein eigenartiges Gefühl als er Anfang März die Hütte betrat, die er in den letzten fünf Sommern so gerne mit Hanna besucht hatte. Sie hatten dort oben ihre glücklichsten Tage verbracht, wenn auch von einem Zwischenfall durchzogen, der in den beiden auf der einen Seite wunderschöne, ungekannte Glücksgefühle aufkeimen ließ, gleichzeitig jedoch auch ein Trauma entfachte, das Jahre später ein Mitgrund für ihre Trennung werden sollte. Tal hatte das Datum jenes Vorfalls in einen der Balken geritzt, um diesen für ihn so prägenden Tag niemals zu vergessen. Auch tragen beide ein kleines Tattoo zu diesem Anlass, welches für diese kurzweilige Verbindung steht. Beinahe jeden Tag fragte sich Tal, wie es heute wäre, hätten die beiden damals anders entschieden. Würden sie heute glücklicher sein? Wären sie noch zusammen? Er weiß, dass er es nie erfahren wird, doch der Gedanke zermürbte ihn von Tag zu Tag mehr und zerriss ihn innerlich. Auch verstand er nicht, warum er zerbrechen musste, und Hanna einfach so weiter machen konnte wie zuvor. Aber trotz der fraglichen Umstände und Gegebenheiten, die mit seiner Wanderung einhergingen, konnte sich Tal dennoch schnell etwas eingewöhnen und auch die Temperaturen ließen sich anfangs recht gut ertragen, was nicht selbstverständlich für Anfang März in den Bergen war.

Erst in der dritten Nacht sollte der erste von vielen Schneestürmen niedergehen, was Tal dazu veranlasste, ausnahmsweise, frei nach MAYHEMS Euronymous, mit seiner Lederjacke und voll bekleidet auf dem Dachboden zu schlafen, auch wenn er diese Band bis auf ihren ersten Sänger Dead, der schon mit 21 Jahren durch eigene Hand gestorben war, immer für leicht überbewertet hielt. Die Assoziation drängte sich ihm aber einfach auf und tut hier auch wenig zur Sache.

Eher fühlte er sich an eine andere Situation erinnert, bei welcher er sich mit seinem Kumpel Sam nach einem ALCEST-Konzert in der Zerbrochenen Stadt in einem locker doppelt so starken Schneegestöber wiederfand, und dieser ihn fragte, ob dafür wohl die beiden Bandmitglieder Neige (französisch für „Schnee") und der Schlagzeuger Winterhalter verantwortlich seien. Beide fanden es in ihrem Zustand sogar ziemlich wahrscheinlich. Es blieb ein Dialog, der Tal auch nach Jahren und dem x-ten Mal Erzählen noch jedes Mal zum Schmunzeln brachte und ein Witz, der im Vergleich zu so vielen anderen für ihn nie alt wurde. Der Schnee hielt sich dagegen nicht mal bis zum nächsten Morgen. Dafür funkelte er jedoch in der Nacht umso schöner. Die nächsten Tage waren für Tal recht feuchtfröhlich, obwohl das „fröhlich" eher im übertragenen Sinn gemeint ist. Sagen wir mal so: Er hielt sich bei Laune, was aber für seine Verhältnisse, soweit ich weiß, sogar relativ gut funktionierte. Die Probleme begannen erst nach etwa einer Woche, als sich das Kokain dem Ende zuneigte und Tal melancholisch und weinerlich wurde, weshalb er beschloss sich für eine Nacht in die Zerbrochene Stadt abzusetzen, um Nachschub zu holen, vielleicht ein paar alte Freunde zu besuchen und sich etwas abzulenken. Corona war noch immer das Nummer-Eins-Thema in den Medien, und erneut wurden dort ganze Bezirke abgeriegelt. Irgendwie hatte er es aber immer noch geschafft sich trotz einzelner Lockdowns bis in die Zerbrochene Stadt durchzumogeln, und auch die Bahn war schließlich nach wie vor verlässlich und für alle da. Eigentlich war Tal sowieso schon immer gerne Zug gefahren. Es inspirierte ihn, einfach Musik zu hören und ganze Städte und Landschaften vorbeiziehen zu lassen. Oft machten ihn diese Zugfahrten ziemlich melancholisch und rührselig, weil sie ihn an allerlei Dinge in seiner Vergangenheit erinnerten und ihm diese Gedanken wieder einmal seine Endlichkeit vor Augen führten. Nicht selten kamen ihm dabei die Tränen, die er in seinen Anfangstagen noch zu verstecken versuchte. Irgendwann wurde es ihm jedoch egal, ob ihn jemand weinen sehen würde. Generell war Tal im Vergleich zu dem, was seine Freunde von ihm hielten, die Meinung Fremder egal gewesen. Diese spezielle Fahrt in die Zerbrochene Stadt kostete ihn jedoch mehr Kraft als er gewöhnt war, und so war er übermäßig nervös und zitterte stark. Ständig bildete er sich ein, sein Handy würde läuten und er konnte den Abend, zurück in der Hütte, kaum erwarten. Aber jetzt gerade war nicht die richtige Zeit, mit dem Pulver und dem Schnaps aufzuhören, deshalb war diese Fahrt auf kurz oder lang für ihn wohl unumgänglich, sonst hätte er sie wohl kaum auf sich genommen. Wenn er es richtig anstellte, würde er gegen 18 Uhr wieder sein Refugium erreichen, wo ihm die Welt nichts mehr anhaben konnte, zumindest redete er sich das in diesen Stunden ein. Er lag falsch...

3. Kapitel

How To Disappear Completely

Once I pretended to live alone in a cabin in the woods, when it began to snow.
11 days and 11 nights.
The end of the sixth day I began to feel that I was disappearing.

-:OF THE WAND AND THE MOON:- GANDR

Die folgende Nacht selbst, obwohl Tal wieder gut versorgt war, war um einiges erdrückender als alle Nächte zuvor in den Bergen. Wahrscheinlich war es auch diese Nacht, in der er begriff, dass er über diesen Verrat, den das letzte Jahr und die Menschen, die er liebte, an ihm begingen, nie hinwegkommen würde. Zudem bin ich der festen Überzeugung, dass auch einige seiner Freunde schon erahnen konnten, dass er bereits dabei war sich aufzulösen und von dem Menschen, den sie kannten, nicht mehr wirklich viel übrig war. Aber irgendwie glaube ich auch, dass Tal über diese Sache gar nicht hinwegkommen wollte, denn irgendwo gab es für ihn eine Grenze des Verkraftbaren, und diese wurde in dieser Geschichte meilenweit überschritten. Auch hätte es gezeigt, dass er mittlerweile innerlich unterkühlter war als er einsehen wollte, und er wäre nicht Tal gewesen, hätte ihn diese Erfahrung nicht bis in seine Grundfeste erschüttert. Aber es sollte noch einige Tage und jede Menge verschneite Nächte dauern, bis er damit aufhörte sich aufzulösen und damit begann zu verschwinden, und das meine ich diesmal nicht nur im übertragenen Sinn. Er hatte die Wochen zuvor schon aufgehört regelmäßig zu essen, aber von nun an aß er nur noch so viel wie unbedingt notwendig war, damit ihm nicht übel wurde, er weiter trinken konnte, und trotzdem genug Kraft hatte, wandern zu gehen und an neuen Songs zu arbeiten. Diese Art der Nahrungsverweigerung, nennen wir es „Fasten", war neben diversen Schnitt- und Brandwunden wohl aber auch eine weitere Form sich selbst zu bestrafen und zu geißeln, sowie natürlich auch ein weiterer halbherziger Versuch, seine Trauer mit physischen Schmerzen zu übertönen. Seine Hände und Füße sahen mittlerweile aus wie ein endloses Mosaik aus Tattoos und Narben. Das mag hart klingen, aber für ihn zeugte dies auf eine schräge Art auch von Authentizität und einer individualistisch angehauchten Selbstdarstellung. Aus irgendeinem Grund fand er Narben schon immer ästhetisch, weshalb er schon als Kind Wunden nie heilen ließ, sondern stets die Krusten abkratzte, damit man sie immer sehen würde.

Er versteckte sich in den dunkelsten Ecken der Hütte und begann, eher unfreiwillig, die letzten Jahre Revue passieren zu lassen. Haut würde früher oder später wieder heilen, aber ein Herz tut es nicht. Tal wusste schon lange bevor sie ihn verlassen sollte, dass er sie eines Tages verlieren würde, denn wie alle schönen Dinge war ihre Liebe einmalig und für ihn unersetzbar. Seit Hanna in sein Leben getreten war, war er nie wieder derselbe gewesen und mit ihr so über die Jahre zu einer Einheit verschmolzen. Eine der unbarmherzigsten Erfahrungen, die man Zeit seines Lebens machen kann, ist, einen geliebten Menschen zu betrauern, der eigentlich noch unter den Lebenden weilt, und den man irgendwie aus den Augen verloren oder von dem man sich entfremdet hat. Seine glücklichsten Tage hatte er mit ihr verbracht, und irgendwie spürte er noch immer ihre Hand in der seinen. Doch er wusste, es gab für ihn keinen Weg mehr zurück, genauso wenig wie für ihre Liebe. Denn Liebe kommt nicht wieder, Liebe ist. Die Liebe ist der Grund, weshalb Tal auch die Zuversicht verloren hatte, jemals wieder lieben geschweige denn vertrauen zu können. Seine besten Tage lagen hinter ihm, und wenn er auf seine Hände hinunterblickte, erkannte er, dass sie alt geworden waren und er sah an ihnen nur noch Tod. Doch nicht nur seine Hände, alles in ihm zehrte nach dem Sterben und der dunklen nassen Erde. Denn diese Welt war sein Grab geworden. Ein untröstlicher Friedhof voller Ruinen, Trümmer und zerbrochener Statuen, und alle davon schienen ihr Gesicht zu haben.

Wie bereits angesprochen, dachte Tal in der Hütte fast durchgehend an Hanna. Er wollte nicht verstehen, warum sie ihn so einfach vergessen konnte, und er doch fast jede Sekunde an sie und ihre gemeinsame Zeit denken musste. Eines Nachts, er hatte reichlich Bier und Schnaps getrunken, hielt er es einfach nicht mehr aus und schrieb ihr eine kurze Nachricht: *„Ich wäre mit Dir bis ans Ende der Welt gegangen, ohne jemals zurückzublicken."*
Gar nicht mal so schlecht für drei Promille und kurz vor Sonnenaufgang. Aber wie man sich denken kann, blieb seine Nachricht unkommentiert, was Tal aber nicht weiter störte, denn das war ihm tausendmal lieber, als wenn sie ihm wieder mit irgendeiner Gemeinheit gekommen wäre. Bis zum Schluss glaubte er nicht daran, dass sie es ernst meinen würde, als sie ihm ein paar Wochen zuvor übers Telefon sagte, dass sie ihn einfach nicht mehr liebte. Das war nicht ihre Art. Weder Tals noch Hannas. Oft hatte sie erklärt, dass auch sie, ähnlich wie Tal, Menschen, die sie einmal geliebt hat, bis über den Tod hinaus lieben würde, wenn auch nicht mit der Art von Liebe, die man von romantischen, monogamen Beziehungen kennt. Nennen wir es Restliebe, vielleicht, weil man in diesem Menschen irgendwann einmal mehr gesehen hat als er war. Irgendwann

wird sie ihn aber wohl trotzdem aufrichtig geliebt haben, wenn vielleicht auch nur für kurze Zeit, und das ist eigentlich schon mehr als man von den meisten Menschen erwarten konnte. Aber wer weiß das schon so genau, vielleicht liebte sie auch nur einen Teil von ihm, jenen, der in ihr bereits gestorben oder nie vorhanden war, in Tal jedoch noch lebhaft und vital einen großen Teil seiner Persönlichkeit einnahm. Seien es Dinge wie jugendliche Euphorie, Unternehmungslust oder einfach nur Leichtlebigkeit, insofern seine Depressionen dies zuließen. Eigenschaften, die man vielleicht in sich selbst Zeit des Lebens gesucht und nie gefunden oder durch irgendeine Art von Trauma verloren hat.

Tal sollte es diesbezüglich nicht anders ergehen. Traumata, ein umstrittenes und heiß diskutiertes Thema in Tals Freundeskreis. Er selbst war wohl einer der Wenigen, der nicht wirklich irgendeine Art Trauma aus seiner Kindheit vor sich herschleppte, auch wenn er stets der festen Überzeugung war, dass wohl jeder oder jede in gewisser Weise sein Kreuz zu tragen hat. Auch gestand Tal anderen Menschen diese Traumata zu. Er verstand lediglich die Intensität nicht, in der sich manche von selbigen beeinflussen und vergiften ließen. Jedem sei seine persönliche Trauerphase vergönnt, aber irgendwann muss auch mal Schluss sein, schließlich kann man die Vergangenheit nicht ändern, auch wenn man sich noch so viel Mühe gibt. Zumindest war das Tals Meinung, die aber nicht jeder in seinem Umfeld teilte. Leider werden Verluste, Trennungen und andere Verletzungen aber immer ein Teil unseres Lebens sein, so sehr wir uns auch wünschen, diese von uns fernhalten zu können. Das größte Problem sind aber Menschen, die sich ihres Traumas gar nicht wirklich bewusst sind, es verdrängen oder es auf andere projizieren. Klar, jedem, dessen Vertrauen einmal missbraucht wurde, fällt es schwer, beim nächsten Partner oder meinetwegen auch bloß einem angehenden Freund Vertrauensvorschüsse zu geben, aber nur, weil man von einigen Menschen in der Vergangenheit hintergangen wurde, heißt das nicht, dass es einem immer so ergehen muss. Tal war sich dieses Umstands durchaus bewusst, auch wenn dieses Prinzip in seinem ebenso verletzten Grundvertrauen nur selten zur Anwendung kam. Aber ich schweife ab.

Jedenfalls fand er Menschen, die sich ihr Leben lang von ihrem Trauma beherrschen ließen, gelinde gesagt, ziemlich erbärmlich. Sich ständig in die Opferrolle zu begeben, empfand er schlichtweg als zu bequem, um an sich zu arbeiten oder sich zu reflektieren. Und vor allem machen es sich die meisten betroffenen Personen oft ziemlich einfach, an allem was in ihrem Leben schiefläuft, anderen die Schuld zu geben, anstatt diese erst mal bei sich selbst zu suchen. Tal hasste Menschen, auch im Allgemeinen, aber hauptsächlich jene, die Schuld immer nur auf andere schoben, ohne sich dabei ihrer eigenen Teilschuld bewusst zu werden. Jeder trägt seinen Teil zu einer Eskalation bei, sei es nun bewusst oder unterbewusst, aber wie man allgemein weiß, fördert jede Aktion auch eine Reaktion zu Tage. Dies verstehen manche schon im Kindesalter, und manch anderer lernt es nie. Das Gleiche gilt für nachtragende Menschen, eine Charaktereigenschaft, die wie Tal fand, in die mieseste Kategorie überhaupt fällt. Entweder man verzeiht jemandem seine Fehler, oder man lässt es bleiben. Komischerweise gibt es aber Menschen, die verhalten sich als würden sie ständig mit einem Sack voller stinkender und fauliger Gebeine herumrennen, um diese bei der nächstbesten Gelegenheit, die sich ihnen bietet, ihrem Gegenüber unter die Nase zu halten. Bloß: Gebeine gehören in die Erde oder ins Feuer, um dort ihre Ruhe zu finden. Wenn man diese aber, im übertragenen Sinn, ständig mit sich herumschleppt, verpesten sie nur die Luft, die man atmet, und die ist in einer Beziehung je frischer desto angenehmer. Das sollte man als erwachsener Mensch eigentlich wissen. Aber wie bereits gesagt, ich schweife ab. Zurück zu Tal und Hanna:

Tal hatte nicht gerade das beste Gedächtnis. Weiß der Teufel, warum er so viel vergaß. Vielleicht war es seinem jahrzehntelangen Alkohol- beziehungsweise Drogenkonsum geschuldet, oder weil er einfach meist passiv, unaufmerksam und mit den Gedanken irgendwo anders war, aber egal. An den Tag, an dem er Hanna begegnen sollte, erinnerte er sich jedoch noch als wäre es gestern gewesen. Tals Band WITH AUTUMN I'LL SURRENDER hatte ein Konzert gespielt, das aus mehreren Gründen ziemlich aus dem Ruder lief, und weshalb sich noch heute die Leute das Maul über jenen Abend zerreißen.

Tal war damals ziemlich am Ende und machte sich jede Menge Vorwürfe, auch wenn er den ganzen Abend lang versucht hatte, die Situation irgendwie aufzuklären und die Leute zu besänftigen, aber keine Chance. Manche Menschen fressen die Engstirnigkeit schon von Kind an mit dem Löffel, was in einigen Fällen jeden noch so gut gemeinten Dialog obsolet machen kann. Er schämte sich vor allem, weil so viele seiner Freunde den Weg auf sich nahmen, die drei angekündigten Gruppen zu sehen, und auch seine ältere Schwester vor Ort war, zu der er Zeit seines Lebens immer aufgesehen hatte. Einige Stunden später, auf einer After-Show-Party stand plötzlich Hanna vor ihm. Und auch, wenn sich die beiden nicht kannten, wusste er, dass er sie schon mal irgendwo gesehen hatte, ihm fiel zu diesem Zeitpunkt nur noch nicht ein, wo. Es sollte an diesem Abend jedoch nur bei ein paar flüchtigen Küssen bleiben, was beiden ganz recht war, da sie aus einer langen Beziehung kamen und nichts überstürzen wollten. Tal verliebte sich jedoch sofort in sie, und gestand ihr schon nach gut einer Woche, dass er sich verliebt hatte, was erst auf wenig Zuspruch stieß. Wenn ich so im Nachhinein darüber nachdenke, war es fast schon lächerlich, wie gut die beiden einst harmonierten und wie gut sie sich verstanden.

Tal kannte diese Art von Verständnis aus seiner früheren Beziehung nicht und blühte in den ersten Monaten mit Hanna auf wie eine Magnolienblüte Ende März (schon wieder dieser Pathos). Sie verstand ihn besser als jeder andere und gab ihm so jede Menge Selbstbewusstsein. Tal war niemals ein Duckmäuser, aber trotzdem jemand, der Konfrontationen bei jeder Gelegenheit aus dem Weg ging. Mit Hanna wurde so für ihn vieles anders, da er sich einfach akzeptiert fühlte, und niemals versuchen musste, jemand anderer zu sein. Vor allem aber musste er nicht lügen, was er in seiner vorherigen Beziehung leider viel zu oft getan hatte.

Eigentlich passte Tal so gar nicht in Hannas Beuteschema, da sie ansonsten eher zu Typen mit Arbeiterbackground tendierte. Auch dass er mit der Musik sein Geld verdiente, war ihr anfangs nicht geheuer, weshalb sie sich erst keine Beziehung mit ihm vorstellen konnte. Aber irgendwie waren die beiden voneinander angetan. Auch wenn Hanna laut eigenen Aussagen nie einen Künstler oder Musiker zum Freund wollte, da ihr diese Freigeistmentalität, aufgrund der Disziplinlosigkeit und der Abkehr vom für sie „normalen Leben", immer schon missfiel. Auch wenn das, wie das Wort schon andeutet, oft mehr mit Missgunst zu tun hatte, als mit Antipathie, da sie selbst seit Jahren in ihrem 9-to-5-Job feststeckte und nicht wirklich die Möglichkeit hatte, ihr Potential frei zu entfalten. Und selbst wenn Hanna jetzt nicht die klassische Schönheit war, wie man sie aus Film und Fernsehen kannte, so war sie für ihn doch immer die schönste Frau der Welt und er nicht verlegen sie dies auch so oft es ging wissen zu lassen. Eigentlich liebte er alles an ihr.

Er liebte, wie sie roch, wenn sie am Morgen nebeneinander aufwachten, ihren verschlafenen Blick und wie weich und warm sich ihre Haut anfühlte. Und auch, wenn sie sich im letzten Jahr, vor allem für Hannas Verhältnisse, einfach zu oft gestritten haben, so hatte Tal trotzdem stets nur ihre guten Tage vor Augen, vor allem in den einsamen Nächten in den Bergen, als er die Hütte teilweise Tage lang aufgrund des hohen Schneeaufkommens nicht verlassen konnte.

Einmal hatte es beinahe eine Woche durchgeschneit, Tage in denen es nur ihn, seinen Schnaps, seine Gitarre und seine Gedanken gab. Als hätte er sonst nicht schon genug Zeit gehabt, über all die Dinge, die er im letzten Jahr verbockt hat, nachzudenken, und das waren jede Menge. Wenn es dann wieder so weit war, und er all die herrlichen und wunderbaren Stunden mit Hanna Revue passieren ließ, tat er sich schwer, auch die negativen Aspekte dieser Beziehung anzuerkennen. Denn wie so viele andere Dinge vergaß er auch all die hässlichen Momente, verklärte die letzten Jahre, sehnte sich mehr als alles andere nach jener Zeit zurück und hätte wohl alles für einen Neuanfang gegeben. Vor allem dachte er dabei an ihre gemeinsamen Reisen, die sie nicht nur einmal ins letzte Eck der Welt führten, an ihr Lächeln und ihre losgelöste Art, auch wenn diese oft nur Fassade und sie wahrscheinlich oft ähnlich traurig wie Tal selbst war, da sie eine gewisse Art von Weltschmerz teilten. Er dachte an die durchgefeierten Nächte und die Gespräche, die sie führten. Er sah die abertausenden Bilder, auf denen sie gemeinsam lachten, und die vielen Liebesbriefe, in denen sie sich versprachen, immer füreinander da zu sein und den anderen auf ewig zu lieben. Er dachte an den Tag ihrer Verlobung und das Kleid, welches Hanna für die Hochzeit gekauft hatte. Er dachte an die Intimität, die die beiden teilten, und die er in dieser Form wohl nie wieder mit jemand anderem erfahren würde. Dazu kamen die vielen Konzerte und Abende mit Freunden, die sich in sein Gedächtnis eingebrannt hatten, wie eine weggeworfene Zigarette auf vergilbtem Holz. Vor allem aber vermisste er die Kleinigkeiten, die er früher immer als trivial empfand, auch wenn er sich bei dieser Sache sicher war, nämlich dass in Bezug auf die Liebe gar nichts trivial war. Er vermisste die Seufzer, wenn er sie von hinten umarmte und wie sie mit Zigarette und Kaffee in der Tür stand, mit noch schlaftrunkenem Blick und wild zerzausten Haaren. Doch wusste er auch, dass all diese Momente unwiederbringlich waren und er sie wahrscheinlich nie wieder küssen würde, und das brachte ihn wortwörtlich um den Verstand. Er wusste von Resilienz, aber glaubte nur noch an Resignation. Denn spätestens dann fragte er sich wieder, ob er schlichtweg zu viel oder zu wenig kaputt war, um in dieser Welt zu existieren, weil ihn auch mit über 30 Jahren die zuvor genannten Umstände und „Trivialitäten" wie Abschiede von einzelnen Personen immer noch komplett wahnsinnig und krank zu machen schienen. Auch die ersten Wochen in der Hütte machten die Umstände für Tal somit nicht einfacher. Zwar auch nicht unbedingt schwieriger, aber einfach anders befremdlich. Man muss nicht abergläubisch sein, um zu fühlen, dass diesen Ort und die darum liegenden Wälder und Felder eine eigenartige Aura von Tod umgab, ein Gefühl das Tal dort oben schon als Kind ergriff, da dieser Ort gleichzeitig ein Gefühl der Geborgenheit, andererseits aber auch einen kräftigen Hauch Agonie verströmte, als würde ein undurchdringlicher Nebel der Schwermut über dieser Gegend liegen. Der Birnenbaum, den Tals Eltern schon vor fast zwei Jahrzehnten unmittelbar vor der Hütte pflanzten, war in all den Jahren keinen Zentimeter gewachsen, noch trug er jemals Blüten, geschweige denn Früchte, was eigenartig ist, da selbst dort Pflanzen dieser widerständigen Art ohne Probleme gedeihen sollten. Wie gesagt, eine Gegend, die von ihrer lebensfeindlichen Untermalung zehrte, und eher dem Tode zugetan war als dem Leben. Wahrscheinlich war aber genau dies einer der Gründe, warum Tal sich nirgendwo sonst jemals so zu Hause fühlte. Um erst zum Geist und schließlich zu einem Schatten zu werden, denn diese empfingen ihn wohl dankbar als einen der ihren.

4. Kapitel:

I Felt The End Way Too Early

Die Traurigkeit wird niemals weichen...

VINCENT VAN GOGH

Tals merkwürdige Obsession mit dem Tod hatte eine lange Tradition, denn bereits seit unzähligen Jahren tobte in seinem Herzen ein Krieg, den er, wie bereits gesagt, wohl nur schwerlich und wohl kaum ohne Hilfe von außen für sich entscheiden konnte. Dabei kämpfte er fast täglich mit dem Tod und gegen das Vergessen. Entweder, er versuchte sich schlichtweg nicht von ihm finden zu lassen oder sprang ihm in letzter Sekunde von der Schippe. Es gab Tage, an denen er ihn voller Inbrunst angeschrien und gegen die Wand geklatscht hat, aber er war ihm bis dahin stets einen Schritt voraus. Dann gab es aber auch Tage, an denen er ihn angefleht hat, ihn endlich zu holen, und nach Hause zu bringen, damit er es nicht selbst tun müsse. Nicht selten hat er in diesen Nächten zu viele Medikamente genommen, sich um den Verstand getrunken und alle Zweifel hinter sich gelassen, aber warum auch immer, ist er jedes einzelne Mal wieder aus seinem Schlaf erwacht. All das begann bei Tal bereits in einem Alter von circa zehn Jahren, als er schwermütig und ihm immer mehr bewusst wurde, dass er anders war, als seine Schulkameraden. Die Hintergrundgeschichte seines „Martyriums" ist an Banalität wohl kaum zu übertreffen, denn sie begann schlicht mit einem tropfenden Wasserhahn.

In der „Nacht des tropfenden Wasserhahns" begann Tal seine ersten Zwangsstörungen zu entwickeln und sollte in den folgenden Jahren seine Eltern und Geschwister sprichwörtlich in den Wahnsinn treiben, wenn er nachts durch das Haus geisterte und Wasserhähne abdrehte, bis die Dichtungen kaputt waren und jedes einzelne Kabel aussteckte, das am Strom hing, um hier nur einige Beispiele zu nennen. Das Ganze ging so weit, dass seine Eltern seinen batteriebetriebenen Taschenrechner mit einem solarbetriebenen austauschen mussten, weil er alle paar Minuten seine Schultasche kontrollierte, ob dieser auch wirklich ausgeschaltet war. Die meisten dieser Neurosen ist er bis zu seiner Adoleszenz zum Glück wieder losgeworden, wenn ihm auch das Kontrollieren des Türschlosses, der Herdplatten und der Tick, mindestens fünfmal vor dem Zubettgehen aufs Klo zu gehen, bis heute geblieben sind. Aber damit kann er gut leben, auch wenn ihm diese Zwänge natürlich oft mehr als nur lästig waren.

Generell könnte man Tals Kindheit aber als eine sehr behütete bezeichnen, wenn nicht fast schon zu behütet. Um diesbezüglich auf Tals Mutter zurückzukommen, so war es stets ihr höchstes Ziel, ihn, solange dies möglich war, von all den Gefahren, Widrigkeiten und Bosheiten, die die Welt da draußen für ein Kind barg, fernzuhalten und zu beschützen. Dass man ein Kind oder einen jungen Menschen nicht ewig vor der Gesellschaft und der damit verbundenen Hässlichkeit bewahren kann, mussten sowohl Tal als auch seine Mutter spätestens, als er zum Teenager heranwuchs und sein Streben nach Unabhängigkeit immer radikalere Ausmaße annahm, auf die harte Tour lernen. Bis dahin war Tal ein relativ ruhiges und in sich gekehrtes Kind gewesen, auch wenn seinen Eltern sicher schon früh klar gewesen sein musste, dass irgendwas mit ihm nicht stimmte. Soweit ich von seiner Mutter weiß, hatte Tal zusätzlich zu den Zwangsneurosen schon im Kindheitsalter melancholische und depressive Tendenzen, deren unübersehbare Verdichtung jedoch erst einige Jahre später zum Vorschein kam und wohl in direktem Zusammenhang mit dem 11. September standen. Tal war zum Zeitpunkt dieser globalen Katastrophe etwa zwölf Jahre alt und sich trotz seines jungen Alters der Ausmaße dieser Tragödie durchaus bewusst. Da er, wie wahrscheinlich auch viele andere Kinder, nach diesem Desaster einen 3.Weltkrieg befürchtete, traten in den Folgemonaten immer tiefere und erschreckendere seelische Abgründe zu Tage. Diese Entwicklung begann mit kryptischen Zeichnungen von Gewaltszenarien, in denen die porträtierten Menschen meist aus den Augenhöhlen bluteten oder anderweitig fast zur Unkenntlichkeit entstellt waren, und gipfelte irgendwann in einer unbändigen, brennenden Wut, die erst autoaggressive und schließlich selbstzerstörerische Züge annahm. Die sinnlose Zerstörung von Gegenständen, sei es durch direkte Gewaltanwendung oder Verbrennen, hat Tal schon immer kurzfristig zu einer Art inneren Beseeltheit verholfen, wurde jedoch irgendwann durch selbstverletzendes Verhalten abgelöst, auch wenn ihm Verwüstung und Feuer bis zuletzt großen Spaß bereiteten. Im Vergleich zu seinen Selbstgeißelungen, die sich als Erwachsener verstärken sollten, nahmen letztgenannte Impulse jedoch nie zwanghafte Ausmaße an und dienten lediglich dazu, Frust abzubauen.

All diese Geschichten, seien es die aus unseren gemeinsamen Tagen und vor allem jene seiner Selbstisolation in den Bergen, hören sich oft so an, als wäre ich in diesen Wochen immer an seiner Seite gewesen. Die meiste Zeit war ich es aber nicht, und auch hat Tal in den wenigen Stunden und Tagen, die ich ihn auf seiner Hütte besuchte, nicht wirklich viel davon preisgegeben, wie es um ihn stand, was eigentlich untypisch war, zumindest bei unserem engen Verhältnis. Ich weiß nur, dass er gerne nochmal das Meer gesehen hätte, das er mit einer ähnlichen Intensität wie die Berge liebte. Auch weiß ich, dass er den Ort seiner Geburt, oder wie er ihn nannte, die verwaiste Scheune in den Grand Tetons nahe Jackson Hole gerne noch einmal wiedergesehen hätte. Einen Ort, den kein normaler Mensch derart wertgeschätzt und idealisiert hätte, wie Tal es tat, und dafür wohl kaum tausende Meilen gegangen wäre. Leider sollte ihm jedoch beides nicht mehr vergönnt sein. Zu schwer wog die Last, die sich in seinem Inneren erhob, zu belastend wurden die Tage im Frühling und die Aussicht auf einen weiteren einsamen Sommer. Und auch, wenn es wie gesagt nur wenige Stunden und Tage waren, die wir in jener Zeit in den Bergen gemeinsam verbrachten, so verstand ich doch, warum er so war wie er war, und warum er die Welt nur mehr aus diesem Blickwinkel sehen und verstehen konnte. Vielleicht hatte er auch zu oft *Into The Wild* gesehen, dessen Protagonisten Christopher McCandless er ebenfalls stark idealisierte, was seine Auslegung von Fernweh für die Allgemeinheit etwas verständlicher machen dürfte.

Im Vergleich zu seinem Jugendfreund Finn hielt sich aber auch diese Art der Wanderlust verhältnismäßig im Rahmen, denn Tal hätte nie alle Zelte abgebrochen, um sich in einem fremden Land auf die Suche nach sich selbst zu machen, denn die meiste Zeit wusste Tal eigentlich wer er war, und wer er eines Tages sein wollte und war der Meinung, dass man, sollte man sich hier nicht finden, dies einem auch anderswo nicht gelingen würde. Auch hätte er nie die Präpotenz besessen, zwei Polizisten in Thailand mit nur etwa hundert amerikanischen Dollar zu bestechen, um ihn mit mehr als fünf Gramm Heroin und einem kaputten Motorroller einfach weiterfahren zu lassen, so als hätte es diese Konfrontation niemals gegeben. Aber ja, Frechheit hat schon immer gesiegt, dass wusste Finn von Tals Freunden weitaus am besten. Finn hat nie zurückgeblickt, für ihn gab es immer nur das Morgen, auch so etwas wie Reue war ihm eher unbekannt und deshalb nicht wirklich Teil seines Charakters. Aber dies sollte er einige Jahre später noch auf die harte Tour beweisen, dann, als niemand mehr damit gerechnet hatte. Dazu aber später mehr.

Eine nicht minder geringe Menge Heroin und Crystal Meth hatte Finn dann auch bei seinem Rückflug nach Österreich (mit einem Zwischenstopp in Abu Dhabi) in seinem Anus versteckt, was man bei dem damit einhergehenden Risiko wohl nur schwerlich nachvollziehen kann, denn solche Länder fackeln mit solchen Leuten nicht allzu lang herum, wie man sich bei einem erzkonservativen und sich der Säkularisierung erwehrenden Staat wohl denken kann. Er hatte sich stattdessen absichtlich mit einigen Stangen Zigaretten zu viel in seinem Gepäck erwischen lassen, um von den Drogen in seinem Arschloch abzulenken. Angekommen in Österreich, erhielt Tal einen Anruf:

„Hol mich vom Flughafen ab Mann, ich bin seit acht Tagen auf Crystal, hab seither keine Nacht geschlafen, und Du weißt, dass ich so wohl kaum nach Hause fahren kann!"

Tal passte dieser Besuch, kombiniert mit einem angekündigten Entzug Finns, von dem aufgrund der mitgeschmuggelten Drogen wohl kaum die Rede sein konnte, eigentlich gerade überhaupt nicht in den Kram, aber Freundschaft ging schließlich vor, vor allem weil sich die beiden schon aus der Grundschule kannten. Es sollte keine fünf Stunden dauern und Tal, leicht beeinflussbar wie er zu jener Zeit in Punkto Drogen war, fand sich mit einer Spritze im Arm und einem kaputt gestochenen Nerv später auf der hauseigenen Toilette wieder. Finn hatte die Vene leider erst beim zweiten Anlauf getroffen, weshalb Tal die paar Quadratzentimeter unterhalb der linken Armbeuge nie wieder spüren sollte. Aber das nennt man in so einem Fall wohl Kollateralschaden. Tal sollte spätestens nach dieser Erfahrung eine Antipathie gegen Spritzen entwickeln, weshalb dies sein zweiter und letzter Fehltritt bleiben sollte. Für Finn endete sein Kurzbesuch bei Tal wenige Tage später ebenfalls mit einer Spritze im Arm und seinem Kopf in einer Schüssel Müsli im WG-eigenen Wohnzimmer. Dieser Anblick war dann doch zu viel für Tals Mitbewohner, und so musste Finn sich kurzerhand eine andere Bleibe suchen.

Was Finn und Tal betrifft, so konnten die beiden auf eine lange und bewegende Freundschaft zurückblicken. Obwohl sie sich nach der Grundschule einige Jahre aus den Augen verloren hatten, fanden sie im Alter von etwa 14 wieder zueinander. Beide hatten in der Zwischenzeit, unabhängig voneinander, ihre Liebe für harte Gitarrenmusik entdeckt. Allen voran SLAYER und NIRVANA. Und obwohl Tal zuvor vor allem Hardcore gehört hatte und später in die klassische Black-/Death-Metal-Szene abdriften sollte, fanden die beiden immer irgendwie einen musikalischen Konsens. Auch teilten sie, wie auch in Tals späterer Lebensphase mit Johann, eine spezielle Todessehnsucht, die sich bei beiden schon recht früh, dafür aber etwas unterschiedlich manifestierte und bemerkbar machte. Während Tal stets eher konkrete Selbstmordgedanken hegte, forderte Finn den Tod durch waghalsige Aktionen heraus. Oft klaute er, noch Jahre bevor er offiziell ein Auto in Betrieb nehmen durfte, den Wagen seiner Eltern und machte damit die Gegend unsicher. Drei Mal dürft ihr raten, wer auf dem Beifahrersitz saß. Nicht selten verursachten die beiden dabei auch kleinere Unfälle, denn es konnte schlichtweg nicht gut gehen, wenn zwei 16-jährige angetrunken ein Auto entwendeten. Meist wurden dabei nur Zäune oder Verkehrsschilder gerammt, weshalb diese „Unfälle" für Finn keine große Gewichtung hatten. Er gab sich auch keine große Mühe, die kleinen Schäden und Dellen am Auto zu vertuschen und hat sie meist einfach provisorisch mit der entsprechenden Farbe übersprüht. Ich bin mir ziemlich sicher, dass seiner Mutter die Schäden aufgefallen sind, denn sie waren nicht wirklich gut kaschiert worden, des Hausfriedens Willen hat sie aber, denke ich, einfach nichts gesagt, vor allem, weil Finns Vater mit dieser Situation komplett überzogen umgegangen wäre. Viel Anklang in unserem Freundeskreis fand auch das Spiel „Menschenjagd", bei welchem zwei Leute mit dem Traktor eines anderen Freundes und mit einer Luftdruckpistole bewaffnet den Rest der Truppe über das angrenzende Feld jagten. Dass dabei nie jemand schwer verletzt wurde, verstehe ich bis heute nicht. All dies geschah etwa zur selben Zeit im Leben der beiden, als sie, ähnlich wie die Jugendlichen der Steglitzer Schüler-Tragödie, eine Art Selbstmordpakt schlossen. Wenn sie beide bereit dafür sein würden, würden sie gemeinsam abtreten, hatten dabei aber das Wann und Wie nur vage konkretisiert. Sie besiegelten ihren Pakt, in dem sie Blutsbrüder wurden. Dabei schnitt einer dem jeweils anderen in den Unterarm und man legte die Wunden übereinander, eine Aktion, die aus heutiger Sicht an Unvernunft wohl kaum zu überbieten ist. Da die beiden sich gegenseitig mit einer Art Teppichmesser schnitten, musste man sehr vorsichtig sein, nicht allzu tief zu schneiden, was Tal bei Finns Arm auch gelang, umgekehrt jedoch nicht, und so auf Tals Arm eine klaffende Wunde hinterließ, die definitiv hätte genäht werden sollen. Da jedoch keiner der Anwesenden Lust hatte ins Krankenhaus zu fahren, verklebten sie Tals Wunde kurzerhand mit Sekundenkleber, eine Methode, die in Tals Leben noch öfter zur Anwendung kam und die sich bis zum Schluss bewährte. Es sollte im darauffolgenden Sommer passieren, als Finn das erste Mal darauf pochte, den gemeinsamen Sold einzulösen.

Schwer von Liebeskummer geplagt und betrunken, hatte er wieder einmal ein Auto gegen die Wand gesetzt, diesmal aber so, dass man es nicht mehr vertuschen, sondern selbst ein Blinder den Schaden sehen konnte. Auf dem Heimweg begann er schließlich, Tal zu überreden, das Auto oder was noch davon übrig war, mit 160 km/h gegen eine Tunnelwand zu setzen, um dem Ganzen endlich ein Ende zu bereiten und sich dieser Situation nicht stellen zu müssen. Und bis heute bin ich mir sicher, hätte Tal nicht in Endlosschleife auf ihn eingeredet und gute Überzeugungsarbeit geleistet, so wäre es wohl ihr letzter Ausritt gewesen. Es sollten jedoch keine drei Wochen vergehen, als es erneut zu einem Fauxpas zwischen den beiden kommen sollte, der ihre Freundschaft diesmal dauerhaft veränderte. Meist, wenn ich diese Geschichte erzähle, spreche ich dabei vom „Tag der toten Katze", auch wenn die Katze dabei eigentlich nur eine Nebenrolle spielt.

Alles begann wie ein ganz normaler Samstagvormittag. Finn, Tal und einige andere ihrer Kumpels hatten die Nacht am Hof eines gemeinsamen Freundes verbracht. Und wie bei so vielen Geschichten der beiden war auch ich mit dabei. Zu dieser Zeit, etwa im Herbst vor dem Abitur, war unsere Gruppe eine eingeschworene Gemeinschaft, und man verbrachte jede Menge Zeit miteinander. Und wie es Bauernhöfe so an sich haben, gab es dort jede Menge Katzen, die im Herbst meist ein zweites Mal werfen, weshalb auch ganz junge Kätzchen, die wohl erst wenige Wochen alt waren, in der angrenzenden Scheune herumtollten. Als die beiden genauer hinsahen, sahen sie jedoch, dass eines dieser Kätzchen von oben bis unten von Würmern zerfressen und komplett lethargisch war, und vor

Schmerzen nur so schrie. Zudem war es voller Kot, was wohl den Wurmbefall erklärte. Die Mutter hatte sich wohl schlichtweg nicht darum gekümmert und es war undenkbar, dass diesem armen Geschöpf noch irgendwie zu helfen sei. Kein Tierarzt der Welt hätte dieses Wunder vollbringen können, womit wir zu der Essenz dieser Geschichte kommen. Ebenso wenig, wie Bauernhöfe ohne Katzen auskommen, kommen sie oft ohne ein kleinkalibriges Gewehr, einem sogenannten Flobert, nicht aus, meist, um die Krähen auf dem Feld oder anderes lästiges Getier zu erschießen. Auch dieser verfügte über Gewehr und Munition. Finn und Tal, beide Tierfreunde bis in die Haarspitzen, wussten, dass etwas geschehen und jemand das Kätzchen erlösen musste, auch wenn ihnen diese Einsicht mehr als schwerfiel. Es war eines der ersten Male in seinem Leben, dass Tal eine folgenschwere Entscheidung traf, die nicht nur Auswirkungen auf sein eigenes, sondern auch auf Finns Leben hatte. Bis zuletzt bereute er es, das Kätzchen nicht selbst erschossen, sondern diese Aufgabe Finn überlassen zu haben. Der erste Schuss tötete das Kätzchen leider nicht sofort, weshalb Finn unmittelbar in Tränen ausbrach. Spätestens jetzt hätte Tal intervenieren sollen, aber er war einfach zu feige, es selbst zu tun. Mit dem zweiten Schuss tötete Finn zwar das Kätzchen, damit aber auch einen Teil von sich selbst. Er hat sich in diesen Minuten selbst seiner kindlichen Unschuld beraubt, und hätte man das Ganze auf Video aufgenommen, hätte man wahrscheinlich in Zeitlupe zusehen können, wie sein Herz dabei entzweibrach. Der Tod dieses armen Geschöpfes, und dass er selbst den Abzug betätigte, stürzte Finn in eine tiefe Depression. Noch in derselben Nacht versuchte er das erste Mal, diesmal unabhängig von Tal, sich das Leben zu nehmen, was von Tal und einer gemeinsamen Freundin, die an jenem Abend anwesend war, in letzter Minute vereitelt werden konnte. Es sollte Jahre dauern, bis er

Tal verzeihen sollte, dass er ihn in jener Nacht nicht gehen ließ und auch ihre Freundschaft war danach nie mehr dieselbe, da die beiden durch alles was passiert war schlichtweg ihre Leichtigkeit und ihr Grundvertrauen in den jeweils anderen verloren, auch wenn das für Außenstehende unsinnig und befremdlich klingen mag. Und auch wenn sie danach noch immer viel Zeit miteinander verbrachten, so schwebte jener Tag und jene Nacht doch wie ein Damoklesschwert über den beiden, das jederzeit herabstürzen konnte. Dieser Selbstmordversuch hatte für Finn einen dreiwöchigen Klinikaufenthalt zur Folge. Auf einer geschlossenen Station, eingesperrt mit jeder Menge wirklich Verrückter. Auch die Zeit in der Klinik veränderte Finn stark, und man hatte stets das Gefühl, dass er sich wie viele Jahre später auch Tal schlichtweg selbst aufgegeben hatte. Nie werde ich die Enttäuschung und den Schmerz in Finns Augen vergessen, nachdem er in der Klinik wieder aufgewacht war und begriff, dass er noch lebt und was jetzt auf ihn zukommen würde...

Um an diesem Punkt nochmal auf Tals Todesobsession zu sprechen zu kommen, so muss man, wenn man die wahren Ursprünge erfahren will, nochmals ein paar Jahre zurück gehen, in jene Zeit, als er in erster Linie vor allem ein autoaggressiver Teenager war. Einige Geschichten, die ihm seine Mutter erzählte, kamen ihm schon immer etwas spanisch vor, vor allem, da die meisten Jahreszahlen und Begebenheiten irgendwie nicht zusammenzupassen schienen. Seinen Schwestern ging es ähnlich, jedoch war er derjenige, der die Vergangenheit und ihre Hintergründe am umfassendsten hinterfragte. So erfuhr er früher oder später, dass er nicht die erste Person im Umfeld seiner Mutter war, die sich mit Depressionen und Suizidgedanken plagte, und dass der erste Mann in ihrem Leben und Vater seiner älteren Schwestern, Georg Freud, keineswegs einer Krankheit zum Opfer gefallen war, obwohl das natürlich Auslegungssache ist. Sowohl Tal als auch Georg Freud hatten eine undurchdringliche Schwere in sich und eine Melancholie, die bei beiden oft todesweisende Züge annahm. Auch er sollte bis zu seinem Ende an Depressionen leiden, welche ihm an einem regnerischen Herbsttag ein paar Jahre vor Tals Geburt schließlich auch das Leben gekostet haben. Aus Respekt vor den Hinterbliebenen soll jedoch nicht weiter darauf eingegangen werden. Die Last, die Tal auf seinen Schultern trug, war auch deshalb für seine Mutter nichts Neues, und so waren die einzelnen Schicksalsschläge, die sie Zeit ihres Lebens verkraften musste, weit prägender für sie, als sie sich das selbst jemals eingestehen könnte. Sie war durch alles, was sie erlebt hat, übervorsichtig und ängstlich geworden, und Tal hatte als erstes Kind wirklich keine leichte Ausgangsposition. Unterbewusst hatte Tals Mutter ihre ständige Ängstlichkeit und Besorgnis auch auf ihn übertragen. Einer der Mitgründe, die ihm sein „Freischwimmen", wie er es oft bezeichnete, als Teenager so schwierig machten, da er eigentlich auch nicht wirklich darauf aus war, seine Mutter durch seine radikalen Abnabelungsversuche irreversibel zu verletzen. Er hat es jedoch zu jeder Zeit seiner Jugend in Kauf genommen, da ihm seine Freiheit und Eigenständigkeit stets das wertvollste Gut waren und keine Rücksicht oder dadurch erzwungener Frieden ihn von seinen oft missverstandenen Wegen abbringen konnte. Noch bevor er 18 wurde, zog Tal bei seinen Eltern aus. Es sollte Jahre dauern bis er und seine Mutter sich unter versöhnlicheren Umständen wieder annähern sollten, obwohl er sie natürlich zu jeder Zeit immer über alles liebte, aber das ist ein anderer Teil von Tals Geschichte, für den vielleicht auch später noch Zeit bleibt, um in knappen Lettern Stellung dazu zu beziehen. Oder aber auch nicht.

Die Monate vor Tals 18. Geburtstag könnte man deshalb auch als eine Zeit des Erwachens und des Aufbruchs bezeichnen, eine Zeit in dem er seine Tage frei nach dem Motto „Lebe jeden Tag als wäre es dein letzter, denn im Tode bleibt noch genug Zeit, um auszuruhen" verlebte. All die Jahre hatte er sich nichts sehnlicher gewünscht, als endlich frei zu sein, weshalb diese Tage erst recht von einer nicht enden wollenden Sturm- & Drang-Phase bestimmt waren. Das weitete sich natürlich auch auf andere Lebensbereiche aus. Zum Beispiel war er jede Woche in ein anderes Mädchen verliebt, und jedes Mal am Boden zerstört, wenn sich daraus nicht mehr ergab, und dabei sprechen wir nicht wie bei Jungen in dem Alter üblich über sexuelle Handlungen. Die Mädchen, die ihn wollten, die wollte er nicht und umgekehrt. So ging das etwa ein Jahr, bis er schließlich Nora kennenlernen sollte, die zwar beinahe sieben Jahre älter war, aber ebenfalls in einer Band spielte, was er anscheinend zu jener Zeit und auch später unglaublich sexy fand. Die Geschichte mit den etwas älteren Frauen sollte ihn sein restliches Leben begleiten. Wie zu erwarten, verklärte er die Beziehung zu Nora ähnlich stark wie in späteren Jahren die zu Hanna, weshalb die beiden ewig zusammen waren, ohne je wirklich zu harmonieren. Und dabei war das Problem gar nicht unbedingt der Altersunterschied selbst, sondern dass sich Frauen mit Mitte, Ende 20 von einem Freund einfach mehr erwarten, als ein durchschnittlicher 18-Jähriger zu bieten hat, weshalb Tal entweder die Optionen blieben, sie gehen zu lassen oder ziemlich schnell erwachsen zu werden. Er entschloss sich dahingehend lieber dazu, ein Doppelleben zu führen, was sicherlich nicht zu seinen besten Entscheidungen zählte, in dieser Form für ihn zwar relativ lange gut ging, ihn aber jede Menge Kraft und Substanz kostete. Auch ist es fast unmöglich irgendwelche Lügengebilde über so viele Jahre aufrecht zu erhalten, denn irgendwann fällt auch das stabilste Kartenhaus in sich zusammen. Und dieses bitterböse Erwachen möchte niemand erleben. Die Geschichte mit Nora wäre aber auch so nicht ewig gut gegangen, vor allem da sie Kinder wollte und Tal nicht. Und auch, wenn ihm der Abschied nach all der gemeinsamen Zeit, es waren doch beinahe zehn Jahre, wirklich schwerfiel, so hatte diese Trennung neben dem anfänglich negativen Aspekt auch seine guten Seiten. Oder um es in den Worten Hermann Hesses zu formulieren: *Bei jeder solchen Erschütterung meines Lebens hatte ich am Ende irgendetwas gewonnen. Das war nicht zu leugnen. Etwas an Freiheit, an Geist, an Tiefe, aber auch an Einsamkeit, an Unverstandensein und an Erkältung.*

Aber das kann man natürlich sehen, wie man will. Fakt ist, dass er ansonsten wahrscheinlich niemals Hanna getroffen hätte, und die Liebe seines Lebens trifft man für gewöhnlich nur einmal, weshalb die positiven Aspekte der Trennung zu guter Letzt wohl überwogen. Leider kommt man über die große Liebe aber auch immer etwas schwieriger hinweg, als über die anderen „Lieben", weshalb die düsteren Tage in den Bergen für Tal gerade erst begonnen hatten. Vor einigen Jahren noch hätte er sich bestimmt schon ein paar Wochen nach der Trennung irgendein Trostpflaster gesucht, da ihm allein beziehungsweise ohne Freundin zu sein, schlichtweg nicht lag und er sich nach all den Monaten einfach nach Nähe sehnte. Seit seinem 18. Lebensjahr war er vermutlich nie mehr als einen guten Monat Single gewesen, wobei er zu seinen besten Zeiten gleich mehrere Freundinnen gleichzeitig hatte, auch wenn er darauf wirklich nicht stolz war. Prinzipiell hatte sich Tal deshalb nie so monogam eingeschätzt, wie er es letztendlich war. Aber anno 2021 war er noch immer über beide Ohren in Hanna verliebt und konnte an gar keine andere Frau denken. Und Gott sei Dank verfügte er mittlerweile auch über die entsprechende geistige Reife und Selbstbeherrschung, dass ihm diese Tatsache auch bewusst war, weshalb er keinen einzigen Gedanken daran verschwendete, sich anderweitig abzulenken, was gemessen an seiner Vergangenheit für ihn ziemlich untypisch war. Er wollte nur Hanna, sie dafür aber mit jeder einzelnen Faser seines Körpers, und auch wenn er die Hoffnung mittlerweile beinahe aufgegeben hatte, dass sie jemals in Betracht ziehen könnte, zu ihm zurückzukehren, ganz im Keim konnte er sie dann doch nicht ersticken.

5. *Kapitel*

The Past Is Like An Anchor

Man muss noch Chaos in sich haben,
um einen tanzenden Stern gebären zu können.

FRIEDRICH NIETZSCHE

Aber lassen wir Tod und Liebeskummer erst mal für eine Weile außen vor, womit ich zu einem unterhaltsameren Kapitel dieser Erzählung komme. Denn was bisher nur am Rande erwähnt wurde, ist, dass Tal den überwiegenden Teil seiner Freizeit der Musik widmete, sowohl passiv als Musik-Nerd, der über 2000 Schallplatten unterschiedlichster Genres besaß und in seinem Leben sicher ein paar hundert Konzerte gesehen hatte, als auch als aktiver Musiker in unterschiedlichsten Bands, die sich aber alle irgendwo im Dunstkreis von Black Metal und Hardcore bewegten. Nennen wir es einfach harte Gitarrenmusik. Leider hat es im Fall von Tal nie zu mehr als einem mittelmäßigen Gitarristen gereicht, weshalb er in seinen Bands meist den Posten des Bassisten oder Sängers übernahm, jedoch nicht zu verwechseln mit einem richtigen Bassisten, denn viel mehr als ein Plektrum halten und einzelne Töne spielen konnte er nie. Nicht nur in einer Hinsicht prägend für ihn war dabei in den Monaten seiner Adoleszenz, aber auch noch Jahre später, die schwedische Band LIFELOVER, nicht nur was ihren musikalischen Werdegang betraf, sondern auch wie sie ihr Image verkörperten. Es ging dabei viel um Drogen, Selbstzerstörung und ihre nihilistische Philosophie. Alles Dinge, die sich Tal zu jener Zeit auch selbst auf die Fahne geschrieben hatte, obwohl es natürlich zum Nihilisten nie ganz reichte. Tal hatte in jungen Jahren viel von Friedrich Nietzsche gelesen und viele Jahre damit geliebäugelt, selbst Nihilist zu werden. Irgendwann hat er jedoch erkannt, dass es gar nicht mal so einfach war, dass einem alles egal ist, und er davon auch relativ weit entfernt war. Eigentlich stand Tal bis zu jener Zeit, in der er LIFELOVER für sich entdeckte, auch Drogen eher skeptisch gegenüber. Seine Einstellung diesbezüglich dürfte sich aber etwa zur selben Zeit gedreht haben. Manche seiner Freunde, wie etwa Finn, hatten schon Jahre zuvor mit harten Drogen experimentiert, was Tal eher abschätzig von außen beobachtete. Seine Geschichte ist jedoch ein gutes Beispiel dafür, dass Menschen unter gewissen Lebensumständen ihre Überzeugungen manchmal quasi über Nacht grundlegend ändern konnten. Bei Tal waren es auch seine Depressionen, die diese Entscheidung begünstigten. Etwa in jene Zeit fiel deshalb auch Tals Wandlung vom Bier- zum Whiskey-Trinker und schließlich zum gelegentlichen Speed- und Kokain-Konsumenten. Später kamen auch MDMA und alle möglichen anderen Drogen auf seine Liste, die Tal im Vergleich zu den erstgenannten nur gelegentlich konsumierte, aber ausgelassen hat er diesbezüglich nichts. Leider war den kaputten Schweden nur eine recht kurze Karriere vergönnt, als ihr Gitarrist und Hauptsongwriter „B" im September 2011 an einem Cocktail aus Benzodiazepin und Alkohol während einer kurzen Tour durch Deutschland in Köln verstarb. Er war am Morgen einfach nicht mehr aufgewacht. Ihm dürfte im Schlaf die Atmung ausgesetzt haben, was bei dieser Kombination aus Medikamenten und Alkohol anscheinend gelegentlich passieren kann. Das Ironische daran ist, dass die Band nur wegen ihm die Reise nach Deutschland per Bus und nicht per Flugzeug angetreten hat, da „B" zu große Flugangst hatte und nicht bei einem Absturz ums Leben kommen wollte. Welch blanke Ironie. Man kann sich vorstellen, dass die örtliche Polizei einen Todesfall mit diesem Hintergrund mehr als nur ernst genommen und die restlichen Bandmitglieder, nachdem sie das Haus, in dem sie untergekommen waren, erst komplett auf den Kopf gestellt hatten, dort noch stundenlang festgehalten haben. Und auch wenn die Band die Tour natürlich nicht ohne „B" fortsetzen wollte, so konnten sie nicht davon abgebracht werden, zumindest dieses eine Konzert am Abend nach seinem Tod zu spielen, als eine Art Tribut an ihren verstorbenen Freund. Man kann sich wahrscheinlich auch ohne eine ausschweifende Beschreibung bildlich vorstellen, wie der Rest der Gruppe den Club, in dem sie spielten, zerlegt hat. Tal und ich wären nur zu gerne dabei gewesen. Ein paar Jahre später wurde Tals Band WITH AUTUMN I'LL SURRENDER dazu eingeladen, mit den verbliebenen Mitgliedern von LIFELOVER beziehungsweise deren neu formierter Band KALL, sowie einer weiteren schwedischen Black-Metal-Gruppe, die ganz eindeutig in eine ähnliche Kerbe schlug, für ein paar Tage durch Schweden zu touren, was für Tal so etwas wie eine Art Ritterschlag gewesen sein muss. Er, seine Band und die Idole seiner Jugend gemeinsam auf Tour, in einem Land, dass er bis dahin nur aus Erzählungen und aus dem Geografieunterricht kannte. Dort angekommen wurde Tal schnell bewusst, dass die Schweden sich auf den ersten Blick zwar sehr normal verhalten, auf den zweiten Blick dann aber doch etwas abgedrehter sind und ihr Image von der Realität nicht allzu weit entfernt war. Und spätestens als er dann die Eltern des Sängers der schwedischen Vorgruppe mit Hosenanzug, direkt von der Arbeit, im Publikum erspähte (fragt mich nicht, warum alle wussten, dass es die Eltern von diesem Typen waren, aber wahrscheinlich haben sie sich im Vorfeld dementsprechend begrüßt), und diese begeistert klatschten, während sich ihr Sohn mit Scherben die Füße zerschnitt, war die Sache für Tal klar. Die Nacht endete für den Typen blöderweise im Krankenhaus, weil er dann doch ein paar Mal zu tief geschnitten hatte und genäht werden musste. Der nächste Abend, ich glaube es war in Linköping, verlief leider nicht viel anders. Nur, dass derselbe Typ dieses Mal wegen einer Überdosis von Sanitätern aus dem Backstage-Bereich abgeholt und in den Krankenwagen verfrachtet werden musste, komplett bewusstlos und noch mit dem Klinikarmbändchen vom Vorabend am Handgelenk. Als Tal da so danebenstand, mit seinem Trekking-Rucksack und einer halben Flasche Wodka in der Hand, fühlte er sich fast etwas euphorisch, als wäre er in den Glanzzeiten von LIFELOVER dabei gewesen. Aber er traute seinen Augen nicht, als der Sänger der ersten Band am nächsten Tag wieder vor ihnen stand, ausgeschlafen, als wäre nichts geschehen, und immer noch im hinten offenen Krankenhauskittel, in welchem er schließlich auch das Konzert bestritt. Anscheinend ganz normal im hohen Norden. Das war Tals erste Tour-Erfahrung, von welcher er noch lange zehren sollte. Bis zuletzt wurde er nicht müde, davon um zwei Uhr früh, meist nach diversen Alkoholika, diese Geschichte wieder und wieder zu erzählen, auch wenn sie die meisten Beteiligten schon seit Jahren in- und auswendig kannten und nicht mehr hören konnten, aber so war er, immer etwas vergesslich und unter Leuten, die er mochte, auch oft ausgelassen und fast schon fröhlich. Ein Schweden-Konzert unter normalen Umständen sollte Tal aber bis zuletzt nie spielen, irgendetwas Ungewöhnliches und Verstörendes ist dort immer passiert, jedes einzelne verdammte Mal.

Nicht unwichtig für den weiteren Zusammenhang sind natürlich die Rollen, die Tals Bandmitglieder in diesen Geschichten gespielt haben, obwohl das über die Jahre und in den unterschiedlichen Bands, in denen er spielte, so viele waren, dass ich der Übersicht wegen hier nur eine Handvoll persönlich vorstellen möchte. Ein wichtiger Wegbegleiter Tals war definitiv Sebastian, den er mittlerweile sicherlich seit gut zwölf Jahren kannte. Sebastian war das, was Tal nicht war: Ein guter Gitarrist. Und deswegen war es definitiv nicht Tals schlechteste Idee, sich mit Sebastian gut zu stellen, weshalb die beiden auch ständig in irgendwelchen Projekten gemeinsam aktiv waren. Ein Moment blieb mir dabei stark in Erinnerung: als Sebastian zu der fragwürdigen Ehre kam, nach einer kurzen, aber sehr emotionalen Auseinandersetzung mit einem Zeltnachbarn während eines Festivals eine volle Bierdose „mit seinem Gesicht zu öffnen". Zu seinem Glück platzte die Dose und er trug keinen weiteren Schaden davon. Ihr Konzert, wenige Stunden später, setzten die beiden trotzdem komplett in den Sand, und zwar so, dass die Leute noch Jahre später davon sprechen sollten, aber das war wohl nicht nur mit dem Bierdosenzwischenfall zu rechtfertigen, da waren schon noch einige andere kontraproduktive Umstände mit im Spiel. Die beste Geschichte, die die beiden jemals gemeinsam durchlebten, wobei ich mir nicht sicher bin, ob es nicht DER grenzwertigste Zwischenfall war, den jemals irgendwer auf Tour erlebt hat, trug sich vor ein paar Jahren erneut mit WITH AUTUMN I'LL SURRENDER in Barcelona zu. Soweit ich weiß, muss das zu einer Zeit gewesen sein, als Tal bereits mit Hanna zusammen war, da sie ihm schon im Vorfeld, nicht nur einmal, einzubläuen versuchte, dass Barcelona nicht die Stadt ist, in der man bei Straßendealern Stoff kauft, da man zu 99% abgezockt wird und statt weißem Pulver für sein Geld bestenfalls „Baustaub" bekommt. Zumindest waren dies ihre Worte. Natürlich glaubten Tal und Sebastian, der nach ein paar Drinks nicht nur oft dazu neigte, Tal zu blöden Aktionen zu überreden, sondern auch wirklich gut darin war, diese Warnung nicht. Trotz Hannas weiser Worte glaubten die beiden wieder einmal, es besser zu wissen, weshalb sie auch gleich mit dem ersten abgefuckten Typen, der sie auf der Straße anquatschte, in dessen Wohnung gingen, unter dem Vorwand dort Zeug zu kaufen. Keine Ahnung, warum der Typ als Straßendealer sein Dope nicht in der Tasche hatte, aber so weit dachten die beiden zu diesem Zeitpunkt schon lange nicht mehr. Angekommen in dessen Wohnung, zwei Querstraßen weiter vom Tourbus und im dritten Stock eines Wohnblocks, empfand vor allem Tal die Wohnung und die dazugehörige Einrichtung als recht eigen- und fremdartig. Etwa die Wohnzimmergarnitur, wo man davon ausgeht, dass sie im Normalfall zumindest aus Stühlen und einem Tisch bestehen sollte, stellte nur einen Haufen dilettantisch aneinander genagelte Bretter dar, die nicht mal wirklich zum Sitzen taugten. Aber das war leider noch lange nicht alles. Als sich die beiden, unbeobachtet von dem Typen etwas umsahen, erblickten sie auf einem Tisch ein paar Meter weiter irgendetwas, das aussah wie eine mit Draht und Gaffatape umwickelte Gegensprechanlage. Bei genauerem Hinsehen sah Tal, dass sich zudem eine Art Zeitschaltuhr auf diesem Apparat befand, was stark an eine selbstgebaute Bombe erinnerte. Es brauchte nur ein paar Sekunden, bis bei Tal alle Alarmglocken läuten sollten, er die Nerven verlor, aufsprang und seinen Kumpel mit den Worten „Sebastian!!! Lauf!!!" an seiner Jacke mitriss und in Richtung Haustür zu schleifen versuchte, welche natürlich verschlossen war. Jedoch nur mit einem Riegel, der keinen Schlüssel zum Öffnen benötigte. Trotzdem, schließlich waren die beiden ja auch nicht allzu nüchtern, brauchte es einige Zeit, bis die Tür offen war, als plötzlich am anderen Ende des Zimmers, aus einer anderen Tür, ein schreiender Typ mit einem muslimischen Gebetsmantel und einem mächtigen

Vollbart mit fehlendem Schnauzer, so wie man es aus den Medien häufig von IS-Anhängern kannte, herausstürmte. Und das Bild, wie dieser Typ mehr oder weniger durch das Zimmer auf die beiden zugeflogen kam, hat sich in Tals Gedächtnis eingebrannt wie in einen Kodak-Film. Als die Tür endlich offen war, hechteten die beiden, dem Typen im Gebetsmantel nie mehr als drei Schritte voraus, alle drei Stöcke in einem Satz hinunter, bis auf die Straße, wo der Typ schließlich eine Vollbremsung in seinen Sandalen hinlegte, und so schnell wie möglich kehrt machte. Er hatte bestimmt was zu verbergen, da waren sich die beiden sicher. Dafür stand der Typ, der ihnen das Dope verkaufen wollte, plötzlich wieder neben ihnen und fragte sie kleinlaut, ob sie den Verstand verloren haben, was Tal nur hastig und komplett außer Atem mit den Worten: „There was a bomb on the table!", kommentierte. Der Typ negierte das Geschehen jedoch nur mit schüttelndem Kopf und hakte nochmal nach, ob die beiden nun doch nichts kaufen wollten. Natürlich wollten sie, vor allem nach diesem Schock. Und nach ein paar weiteren Minuten des Hin-und-Her-Gezeters drückte er Tal endlich ein kleines Baggy in die Hand. Und als Tal es dann öffnete und seinen Finger zum Kosten in das Pulver steckte, wusste er wohl zum dritten Mal an diesem Abend nicht, ob er lachen oder weinen sollte, denn alles was dieses Baggy an Pulver enthielt, war schlichtweg: Baustaub. Naja, wieder einmal viel Lärm um nichts, aber dafür hatten die beiden, als sie wieder zu Hause waren, eine prima Geschichte zu erzählen, auch wenn sie das Ganze wahrscheinlich die ersten Wochen nach dem Vorfall noch nicht sonderlich witzig fanden. Auch hatten die Jungs im Tourbus alles mitbekommen und natürlich nichts Besseres zu tun, als Tal am nächsten Morgen mit den Worten: „Hey Alter, wir haben gehört ihr wart gestern beim IS zu Hause?!" zu begrüßen, was Tal zynisch grinsend und nickend bejahte, daraufhin aber beschloss, dass es wohl besser sei, sich nochmal für ein paar Stunden hinzulegen, allein schon der Nerven wegen.

Eine weitere lustige Geschichte spielte sich auf der letzten Tour von Tals Hardcore-Band INTO BREATHLESS SLEEP ab. Die letzte Tour auch darum, weil Gitarrist Espen nach den Geschehnissen jenes Abends die Band endgültig verließ und der Rest keinen Bock mehr hatte, ohne ihn weiterzumachen. Es stand ein Konzert in Tschechien an, ein Land, in dem es sich ausgezeichnet Party machen lässt und das Publikum in Punkto Leichtlebigkeit wohl kaum zu überbieten ist. Auch Elliot, der zu keiner Zeit in der Band spielte, aber später noch Erwähnung finden wird, war mit von der Partie, oder besser gesagt, der Rest hat ihn einfach eingepackt und quasi entführt. Die meisten von ihnen hatten nicht geschlafen, weil sie am vorherigen Konzertabend zu etwas Speed gekommen waren. In Tschechien angekommen, zogen sich Tal und ihr Schlagzeuger Ehren erst mal jeder mindestens acht Nasen direkt hintereinander. Auf die Frage hin, warum sie das machen würden, antwortete Tal schlicht mit „Aus Prinzip! Weil wegen Verachtung". Die anderen lachten und brachen zu der Location auf, in der sie an jenem Abend spielen sollten, die sich zum Glück direkt in einem der Nebengebäude befand. Der Backstage-Bereich war gut ausgestattet, mit Bier, Schnaps und sogar einer Flasche Absinth, die ihr Sänger Bela und Tal sofort in Beschlag nahmen. Auch Ecstasy wurde von einem der Veranstalter angeboten. Die Jungs von INTO BREATHLESS SLEEP waren bis auf Espen Drogen gegenüber stets aufgeschlossen, weshalb sie die Pillen dankend annahmen. Tal und Bela warfen ihre schon vor dem Konzert ein, von dem Absinth, den sie Becherweise tranken, ganz zu schweigen. Als das Konzert startete, kündigte Bela den ersten Song gleich mit „Ecstasy" an. Natürlich hat keiner ihrer Songs so geheißen, aber Bela war eben immer für einen dummen Spruch zu haben, und erinnerte dabei nicht selten an Cartman von *South Park*, was wohl auch einer seiner Spitznamen in der Schule gewesen war. Trotz der narkotisierenden Vorarbeit, die die Gruppe schon nachmittags geleistet hatte, lief das Konzert relativ souverän ab – wie sollte es auch anders sein, schließlich hatten sie in den letzten Jahren beinahe 100 Konzerte in dieser Konstellation gespielt.

Als sie nach dem Konzert schließlich gesammelt hinter dem Merch-Stand standen, war auch Kim schon ziemlich bedient und knutschte mit der Freundin eines Typen, der zuvor schon für circa 70 Euro Shirts und Platten gekauft und auch irgendwas von der Show mitgeplant hatte, was dem Typen natürlich nicht sonderlich gefiel, auch wenn die Tschechen diesbezüglich wohl etwas lockerer sind als andere Nationen. Tal zerrte Kim daraufhin in den Backstage-Raum, damit er nicht von dem Freund der Tschechin aufgemischt wurde. Es dauerte keine drei Minuten, bis die Tür aufflog und die Tschechin ins Zimmer stürzte, es sich auf Kims Schoß gemütlich machte und wieder wie wild mit ihm herumknutschte. Da sie befürchteten, ihr Freund könnte sie suchen, verzogen sich die beiden schlicht auf den Parkplatz, wo Kim schließlich einen Blowjob bekam. Natürlich hat ihr Freund sie wirklich gesucht und auch irgendwann gefunden, was Kim wohl nur mit den Worten „Sorry Bro" kommentierte woraufhin der Tscheche anfing zu weinen und Reißaus nahm. Er hat ihnen allen ziemlich leidgetan, aber solche Sachen passieren auf Tour gar nicht mal so selten, vor allem wenn man in Ländern wie Tschechien spielt.

Ehren, der Drummer der Gruppe, der wohl auf Grund der Pillen und des Absinths schwer paranoid geworden war, sperrte sich im weiteren Verlauf des Abends allein im Band-Bus ein und ließ niemanden mehr hinein. Bela, der nach der Show sein verschwitztes Shirt wechseln wollte, schrie und klopfte fast 20 Minuten an die Scheibe, bis die Tür endlich geöffnet wurde, was Bela vor lauter Frust dazu animierte, seinen Kumpel aus dem Wagen auf die Straße zu zerren und ihn im Suff so lange zu würgen, bis er blau anlief. Prügeleien waren in dieser Band zwar nichts Besonderes, aber das ging definitiv zu weit. Vor allem da Ehren am nächsten Tag Würgemale davontrug. Aber irgendwie war die Aktion trotzdem lustig. Und wie gesagt, Gitarrist Espen entschied sich nach diesem Zwischenfall dafür, die Band zu verlassen. Er war noch nie ein Freund von Drogen und Alkohol gewesen, weshalb er sich in der Band wohl nie sonderlich wohl gefühlt hatte, da jedes einzelne Konzert der Gruppe mit Eskalation verbunden war. Kim fiel zum Abschluss dann noch aus dem ersten Stock in eine Wiese, da er sich an einer Balkonbrüstung festhielt, die leider nach hinten nachgab. Passiert ist ihm jedoch nichts.

Am nächsten Tag läutete Tals Handy lange. Es war Elliots Mam, die wissen wollte, wo ihr Sohn abgeblieben war. Zudem hätte er wohl im Garten Holz hacken sollen. Es war eine alte Gewohnheit von ihr, bei Tal anzurufen, wenn sie mit Elliot sprechen wollte, da dieser entweder kein Handy hatte oder es gerade nicht auffindbar war. Seine erste Bankkarte bekam er ebenfalls erst mit etwa 26, weshalb er stets mit der seiner Mutter Zigaretten kaufen gehen musste. Elliot hat es auf dem Heimweg vom Konzert, der uns wieder über Österreich führen sollte, erfolgreich geschafft, seine Schuhe anzukotzen. Keine Ahnung, wie er das fertiggebracht hat, hielt er sie doch in den Händen und lief zu diesem Zeitpunkt barfuß durch die Gegend. Alles in allem liefen wie gesagt fast alle Konzerte der Band so oder so ähnlich ab, weshalb es diesbezüglich noch dutzende andere Anekdoten gäbe.

Eine andere lustige Geschichte ereignete sich vor ein paar Jahren in Bukarest. Tal und die Truppe von WITH AUTUMN I'LL SURRENDER waren schon relativ früh im Club angekommen, da sie die Nacht durchgefahren waren. So machten sie es sich im Backstage-Bereich gemütlich, bis auch die norwegische Band, die an jenem Abend Headliner war, ihren Weg in den Backstage-Raum fand und Tal und seine Jungs kurzfristig hinauswarf, obwohl der Raum zweistöckig war und es je Stockwerk mindestens 100 qm Platz für alle gab. Der Manager dieser Idioten zählte aber selbst die Mozzarellascheiben ab und verlangte von den Bandbetreuern, die Schüssel M&Ms nach grünen und gelben auszusortieren. Keine Ahnung, was das außer Schikane für einen Sinn hätte haben sollen. Tal und Co., kurzerhand in die Garage des Clubs verbannt, waren etwas frustriert über die äußeren Umstände, ließen sich aber nichts anmerken. Die anderen Typen, die in der Black-Metal-Welt ziemlich populär waren, waren einfach Arschlöcher, und solchen Leuten geht man aus dem Weg. Interessant wurde die Geschichte aber erst, als die Typen mitbekommen hatten, dass Tal jede Menge Speed bei sich hatte, weshalb sie kurzerhand zu den nettesten Menschen der Welt mutierten. Als Tal sie auslachte und ihnen zu verstehen gab, dass sie sich nach diesen Aktionen in den Stunden davor gelinde gesagt ins Knie ficken könnten, wendete sich das Blatt erneut, und die Gruppe, allen voran ein Typ, der sich selbst ständig King Ov Hell nannte und in der Vergangenheit schon einige fragwürdige Dinge abgezogen hatte, rasteten ziemlich aus. Das Paradebeispiel von einem drogenabhängigen Arschloch eben, und Menschen ändern sich nicht. Das „abgezogen" bezieht sich dabei auch auf ehemalige Bandmitglieder, von denen wohl nur noch die Wenigsten ein Wort mit ihm wechselten. Zu späterer Stunde war der Großteil von Tals Band ziemlich betrunken, weshalb sie ihrer Wut über diese

Zustände freien Lauf ließen, und Sebastian und Tal eine Klo-Türe komplett ruinierten, weshalb sie von dem Arschloch von Veranstalter des Gigs auch keine Gage bekamen, und mit leeren Händen den etwa 1200 km langen Heimweg in die Zerbrochene Stadt antreten mussten.

Wenn es um Drogenschmuggel zum Eigengebrauch ging, also lediglich Kleinstmengen, so hatte Tal viele unterschiedliche Methoden ausgearbeitet, um nicht erwischt zu werden. Ob Bahn, Auto oder Flugzeug, war ihm dabei egal, und so hatte er in den letzten Jahren Kokain und/oder Speed sicherlich über 30 verschiedene Grenzen geschmuggelt. Lediglich Russland und Serbien ließ er auf Grund der horrenden Strafen dabei meist aus. Bis jetzt wurde er aber nur einmal erwischt, unter anderem weil er sehr ausgeklügelte Methoden hatte, das Zeug zu verstecken. Erwischt wurde er diesmal deswegen, weil er sich keine Mühe gemacht hatte, das Zeug zu verstecken. Es handelte sich dabei um nicht mal ein Gramm Gras, das er in Berlin geschenkt bekam, und am nächsten Tag über die Grenze nach Holland schmuggelte. Man muss sich das mal vorstellen. Wer ist so blöd und schmuggelt Gras NACH Holland? Nur um es wegzuwerfen, wäre es wohl auch schade gewesen, weshalb Tal es behielt. Als die holländischen Polizisten das Gras schließlich fanden, brachen sie in schallendes Gelächter aus, ganz in die Richtung: *"You think you really need this stuff in our country? The weed we have is a thousand times better than what you got there."* Sie ließen Tal straffrei davonkommen und gaben ihm sogar sein Gras zurück, noch immer unter schallendem Gelächter. Aber auch Tal empfand die Situation als vergnüglich, schließlich hatten die Polizisten recht, kein Mensch schmuggelt Drogen nach Holland, denn die bekommt man vor allem in Amsterdam an jeder Ecke. Tal war schon zuvor des Öfteren in Amsterdam gewesen, hatte aber davor noch nie mit einer Band dort gespielt. Was das Erste war, das die Truppe rund um Tal dort anstellte, muss ich wohl nicht mehr lange erklären. Vor allem Ehren von INTO BREATHLESS SLEEP konnte es kaum erwarten, endlich zu etwas Speed zu kommen, was in Amsterdam weit schwieriger zu beschaffen ist als etwa Kokain oder Ecstasy. Zurück im Hotel ergab sich deshalb eine sehr lustige und einprägsame Situation. Ehren, der auch sonst eher ein Problem mit Hyperaktivität hatte, zog sich im Anschluss etwa fünf Lines in nicht ganz fünf Minuten, immer mit dem Beisatz „Ich spüre nichts, das Zeug ist Mist". Dass das Zeug potent war, realisierte er erst in den frühen Morgenstunden, da er auch nach drei heißen Duschen noch immer nicht schlafen konnte. Aber auch sonst waren die fünf an diesem Abend keinesfalls Kinder der Traurigkeit. Espen, der immer damit zu kämpfen hatte, dass er im Vergleich zu den anderen stets nüchtern war, machte die Gruppe auch dieses Mal darauf aufmerksam, dass es jetzt irgendwann genug war. So fragte er Tal und Kim, als es noch nicht mal Mitternacht war, das erste Mal, wie viele unterschiedliche Drogen sie an jenem Abend bereits konsumiert hatten, was Tal, obwohl er sie an seinen Fingern abzählen musste – frei nach Homer Simpson, in der Folge in der Lisa die rhetorische Frage *„How many roads must a man walk down?"* in den Raum warf – wie aus der Pistole geschossen mit *„seven"* beantwortete. Espen schüttelte den Kopf und legte sich schlafen. Doch für den Rest war die Party noch lange nicht vorbei, weshalb vier von fünf Leuten am nächsten Tag aussahen, als ob sie von einem Lastwagen überrollt worden waren. Leben am Limit eben, denn der Rest der Tour sollte nicht viel anders aussehen. Man kann viele schlechte Dinge über INTO BREATHLESS SLEEP sagen, aber Spaß hatten die Jungs immer, meist mehr als sie vertragen konnten.

6. Kapitel

Snowburial

Das Gegenteil von Liebe ist nicht Hass, sondern Gleichgültigkeit.
Das Gegenteil von Leben ist nicht der Tod, sondern die Gefühllosigkeit.

ELIE WIESEL

Für Tal war mittlerweile die zweite Woche in den Bergen ohne nennenswerte Zwischenfälle vorübergegangen, natürlich vom erhöhten Schneeaufkommen, das für Mitte März fast schon ans Lächerliche grenzte, mal abgesehen. Und während sich im Garten, der schon fast frühlingshaft war, als Tal dort oben ankam, mittlerweile wieder über einen Meter Schnee türmte, arbeitete Tal immer noch vorbildlich an seinem Vorhaben zu verschwinden, was ihm von Tag zu Tag immer besser gelang. Er hatte zuletzt vor etwa fünf Tagen mit jemandem gesprochen oder telefoniert, was zweiteres betreffend zwar keine Seltenheit war, aber über Tage niemanden zu treffen oder sich mir irgendjemandem seiner Freunde auszutauschen traurigerweise seit neuestem schon. Und wie ich schon sagte, irgendwie gefiel ihm dieser dunkle Ort, an dem er sich befand, aber Tal fühlte sich lieber hier einsam und verlassen als in seiner beschissenen Bude in der Neinsager-Stadt, die er dort mittlerweile bewohnte, und welche Elliot oft zynisch als Depressions-Loch bezeichnete. Klar wäre er gerne auch wieder mal zu einer kleinen Wanderung aufgebrochen, auch um etwas draußen zu sein, aber das war in jenen Tagen fast so unmöglich, wie es mit dem Auto unfallfrei den Berg hinunter- und wieder hinaufzuschaffen. Und wenn er auf etwas verzichten konnte, dann bei dieser Witterung mit dem Auto irgendwo im Schnee feststecken, weshalb er es gar nicht erst versuchte. Über was Tal vor dem Hintergrund zuvor genannter Umstände viele Stunden philosophierte, waren die Themen Freundschaft und Rückhalt, sowie deren Bedeutung in einer schnelllebigen Zeit wie der unseren. Auch kam er zu dem Schluss, dass es in Punkto Vertrauen oft nicht unbedingt darauf ankommt, ob man jemanden schon sein halbes Leben, oder erst wenige Monate kennt, denn auch Jugendfreunde können einen vergessen oder einem in den Rücken fallen. Ich traue mich zu sagen, dass Tal in seiner Jugend und bis in seine späten 20er eigentlich relativ häufig „echte Freundschaft" erfuhr, auch wenn er grundsätzlich fast niemandem über den Weg traute. Dies konnte man eher weniger seinen Freunden zu Lasten legen als ein paar schlechten Erfahrungen, die er diesbezüglich in seinen Teenager-Jahren gemacht hatte. Im übertragenen Sinn traute er wahrscheinlich aber nicht mal sich selbst. Wie wir wissen nicht zu Unrecht, stand er sich doch mit seinen Aktionen nicht selten selbst im Weg. Und da Tal ein umtriebiger und oberflächlich geselliger Typ war, glaubten viele Menschen, die irgendwann seinen Weg kreuzten, oder Geschichten über ihn gehört hatten, ihn gut zu kennen, obwohl nur die Wenigsten wirklich wussten, wer er war, und wie es wirklich in ihm aussah. Wenn Leute von Außerhalb, also jene, die ihn nur flüchtig kannten, über ihn sagten, er wäre so oder so, dann war das ziemlich sicher nicht oder nur wenig zutreffend. Vor allem kann man von einem Betrunkenen, den man in einer Bar oder nach einem Konzert in ein Gespräch verwickelt hat, nur schwer auf seine Vorzüge, Fähigkeiten oder seinen Charakter schließen. Und so sehr er sein Herz auch oft auf der Zunge trug, einzuschätzen war er immer schwer, vor allem wenn es darum ging, wie es um selbiges stand. Tal war schwer zu durchschauen, und von dem was er gerade durchmachte, zeugten oft eher tiefe Ringe unter seinen Augen als das was er erzählte. Auf jeden Fall wurden Tals gute Freunde in seinen frühen 30ern immer weniger. Eigentlich verständlich, da Menschen spätestens in diesem Alter damit beginnen ihre Prioritäten zu überdenken, und da kommen einfach oft andere Dinge vor Party-Nächten und Konzerten, weshalb Tal sich mit einigen seiner alten Freunde oft nur mehr tagsüber zum Spazieren gehen traf, um sie trotzdem regelmäßig sehen zu können, auch wenn ihm das meist zu wenig war. Freundschaften waren Tal schon immer wichtiger gewesen als so manch anderem, weshalb der Umstand, dass sich seine Freunde dezimierten, besonders als Begleiterscheinung des Bruchs mit Hanna, an ihm nagte, und er sich hauptsächlich selbst die Schuld daran gab. Er hat sich, ohne es beschönigen zu wollen, wohl die beschissenste Zeit überhaupt ausgesucht, um seine Freundin und seine engsten Freunde zu verlieren, denn in Zeiten einer Pandemie ist jeder nur für sich selbst verantwortlich, die geistige Gesundheit von Freunden oder Familienmitgliedern zählt da nicht viel. Aber wie unerträglich musste das erst für junge Menschen im Jahr 2021 sein, die all diese Erfahrungen, die Tal mit Anfang 30 natürlich längst durchgestanden hatte, erst noch machen müssen? Tal war in seinem Erwachsenenleben wahrscheinlich öfter betrunken in Bars gewesen als auf der Uni, und hat sein Leben immer voll ausgekostet, um nicht zu sagen ständig am Limit gelebt, wie natürlich auch viele seiner besten Freunde. Aber was passiert mit denen, die dazu im wohl prägendsten Alter kurz nach der Adoleszenz einfach nicht die Möglichkeit haben?

Vor allem kennen junge Menschen oft den Unterschied zwischen Bekannten und wahren Freunden nicht, weil fast alles über Social Media läuft. Dass Social Media aber Freundschaften und Intimität nur faket und man sich für 1000 Facebook-Freunde nichts kaufen kann, das verstehen die meisten wahrscheinlich erst, wenn es hart auf hart kommen sollte und sie plötzlich allein dastehen. Freundschaft in Zeiten der Pandemie ist selbst nach meiner Definition ein Irrglaube. Darüber werden in den nächsten Jahren wohl noch unzählige Abhandlungen publiziert werden. Unübersehbar, auch für Laien, ist, dass sich unsere Gesellschaft und die Welt verändert. Bloß sind es in diesem Zusammenhang nicht wir, die die Welt verändern, sondern die Welt, die uns verändert. Corona und der Umgang der Menschen mit diesem Thema, der von Solidarität bis Denunzierung reichte, ist dafür wohl ein perfektes Beispiel.

Tal hatte in den letzten 20 Jahren seines Lebens schon viele Freunde kommen und gehen gesehen, und leider könnte es eine seiner späteren Textphrasen nicht treffender beschreiben: *„But at some point in your life you have to realize, that some people may stay in your heart, but some just can't stay in your life."* Und so ist es wohl leider...

In Bezug auf Tals Freunde traf dies wohl am wenigsten auf Elliot zu, der nach Finn wohl der schrägste und auffälligste Freund war, den Tal jemals hatte, obwohl das noch die Untertreibung des Jahrhunderts ist. Niemanden kannte er länger als Elliot, und niemand verschwand so oft aus seinem Leben, nur um Monate später wieder mit ein paar Flaschen Wein und den Worten: „Komm, wir gehen saufen!", vor seiner Tür zu stehen und zurück in sein Leben zu treten. Er machte sich diesbezüglich gerne rar, aber er sollte bis zuletzt ein wichtiger Teil von Tals Leben bleiben. Elliot wurde antiautoritär erzogen. Würde der Duden mit Bildern geführt werden, wäre unter genau jenem Wort ein Bild von ihm abgedruckt, was ihm natürlich immer wieder den größten Schlamassel einbrachte. Vor allem in der Kombination Elliot und Tal entwickelte sich oft eine Gruppendynamik, die ihre Freunde meist nur mit Kopfschütteln kommentierten. Aber so ist das eben oft bei Leuten, die sich seit dem Volksschulalter kennen. Sie hassen und lieben sich, und vor allem ziehen sie sich ununterbrochen gegenseitig mit alten Geschichten auf. Auffallend bei Elliot war, dass er sehr viele Selbstfindungsphasen durch- und diese je nach Lebensabschnitt unterschiedlich stark auslebte. Nachdem er mit etwa 15 endlich seinen leiblichen Vater kennenlernte, zog er in den Sommerferien erst mal für ein paar Wochen in die Zerbrochene Stadt, kam zurück und sprach plötzlich nur noch Hochdeutsch. Und wenn sich Elliot etwas in den Kopf setzte, dann zog er das durch, und zwar bis zum bitteren Ende. So tötete er irgendwann mit 17 eine Gans und briet sie zuhause, weil er für einige Wochen davon überzeugt war, man dürfe nur die Tiere essen, die man selbst erlegt hat. Einfach traumhaft. Etwa zur selben Zeit wachte er auch mal morgens im Zug auf, zurück auf dem Weg in seine Heimatstadt, konnte sich aber an die letzten Stunden nicht mehr erinnern. Als dann der Schaffner seine Karte kontrollieren wollte, und Elliot in seine Jacke griff, befand sich dort nichts als der abgetrennte, noch blutige Hals eines Fasans, inklusive Kopf. Soweit ich weiß, hat er den auch heute noch in irgendeiner Schublade. Wer weiß, vielleicht als Andenken, vielleicht als Trophäe. Elliot sammelte generell tote Tiere, vor allem zum Zwecke von Anatomie-Studien, denn er war und ist wohl einer der begabtesten Maler unserer Zeit, in erster Linie was die Darstellung von Tieren betrifft. Ein gutes Beispiel, wie nah Genie und Wahnsinn oft beieinander liegen können. Die weitaus beste Geschichte lieferte er aber, als wir zum Heer einberufen wurden, was man in Österreich auch Musterung nennt. Elliots leiblicher Vater, der Leutnant in einem Nebenort der Zerbrochenen Stadt war, stand zu dieser Zeit bei Elliot gerade nicht besonders hoch im Kurs, ich weiß aber nicht mehr genau warum. Jedenfalls tat Elliot deshalb in dieser

Kaserne, in der die Tauglichkeitsuntersuchung stattfand, nichts anderes als negativ aufzufallen, da er um jeden Preis psychisch untauglich sein wollte, um seinem Vater eins auswischen zu können, weshalb er es unter anderem vorzog, dort mit pinkem Bettzeug aufzutauchen. Die restliche Zeit hat er sich deshalb, ohne hier jemanden diskriminieren zu wollen, wie ein notgeiler Homosexueller aufgeführt, jeden Rekruten bedrängt, der sich mit ihm unterhielt, und so die Geringschätzung einer ganzen Kompanie auf sich gezogen. Auch beim psychologischen Eignungstest selbst hat er nicht gerade gut abgeschnitten, beziehungsweise absichtlich alle Fragen grenzwertig oder falsch beantwortet. Das war den Leuten dort dann doch etwas zu viel, weshalb Elliot keine fünf Stunden dort verbrachte und mit Tal, der schon einen Tag vorher in Bedrängnis kam, zurück nach Hause fahren konnte. Was glaubt ihr was das Erste war, das er außerhalb der Kaserne tat, nachdem er noch schnell die Türgriffe der Eingangstüren vollgepinkelt hat? Er hat seinen Vater angerufen und teilte ihm voller Freude mit, dass er psychisch untauglich sei und wohl keinen weiteren Soldaten im Familienstammbaum abgeben werde. Und natürlich reagierte Elliots Vater mit den einzigen Worten, die in dieser Situation (nicht) zuträglich waren, nämlich dem Satz: „Du bist nicht mehr mein Sohn", wonach Elliot an diesem Tag wohl alles erreicht hatte, was er sich diesbezüglich vorgenommen hatte. Dass Elliot bei Tals Mutter nicht sonderlich beliebt war, hatte er sich dabei ebenfalls selbst zuzuschreiben, was aber auch einigen grenzwertigen Aktionen oblag. Als die beiden etwa 13-jährige Skateboarder waren und Tal Elliot erstmals zu sich nach Hause einlud, wo Tals Mam gerade eine Torte gebacken hatten, fiel Elliot nichts Besseres ein als seinen Zeigefinger abzuschlecken, einmal quer durch die Tortenglasur zu fahren, um sich schließlich mit den Worten „Mmmmm gut" die Creme von seinem

Finger zu schlecken. Tals Mam stand die ganze Zeit daneben, brachte aber vor Schock keinen einzigen Ton raus und blieb mit weit geöffnetem Mund, wie zur Salzsäule erstarrt, stehen. Kein guter Einstand könnte man sagen. Nicht mal ein Jahr später versuchte Elliot ihr eine Maus zu schenken, die er zuvor am Bahnhof gefangen hatte. Das war dann der zweite Strike. Die beste Geschichte, was die Beziehung zwischen Tals Mam und Elliot betrifft, sollte sich jedoch erst einige Jahre später ereignen. Hier muss ich etwas ausholen, damit man die Zusammenhänge versteht. Finn, Tal, Elliot, ich und noch ein paar unserer Kumpels saßen weit nach Mitternacht in ihrem Lieblingslokal, einer zwielichtigen Metal-Bar in der Gläsernen Stadt. Finn war jedoch so betrunken, dass von Sitzen eigentlich nicht mehr die Rede sein konnte, weshalb ihm einer der Jungs, der in der Nähe wohnte, anbot, sich bei ihm aufs Ohr zu hauen, was Finn auch dankend annahm. Dort angekommen, und allein auf den Weg geschickt, versuchte Finn aber gar nicht erst, die Tür mit dem ihm ausgehändigten Schlüssel zu öffnen, sondern trat sie kurzerhand einfach ein, zum Schock der anderen, die sich einige Stunden später ebenfalls dort einfanden, um weiter zu trinken und Ganja zu rauchen. Finn schlief schon seelenruhig, erwachte jedoch, als der Rest der Truppe in der Wohnung eintraf, in der er wenige Stunden zuvor die Tür samt Rahmen aus der Mauer getreten hatte, und dies offensichtlich sogar noch lustig fand. Unter Kopfschütteln und staunenden Blicken nahm nun auch der Rest der Truppe ihren Platz in der Wohnung ein, und naja, sechs betrunkene Halbstarke um 5 Uhr morgens waren wohl nicht allzu leise, weshalb nach kurzer Zeit auch schon zwei Polizisten in der Wohnung standen. Tal, der gerade in diesem Augenblick die Bong in Händen hielt, machte wohl den schlechtesten Eindruck, das meiste das in der Wohnung vor sich ging, blieb von den Beamten aber unkommentiert; die wollten nur, dass die Musik leiser gedreht wird und brummten dem Wohnungsbesitzer ein Bußgeld über ich glaube vielleicht 35 Euro auf. Auch die kaputte Tür blieb nicht unbemerkt, was die beiden Gesetzeshüter in schallendes Gelächter ausbrechen ließ. Elliot hatte in der Zwischenzeit damit begonnen, als alle bereits weggetreten waren, mit einem etwa einen Meter langen Stoffschwertwal auf sie einzuprügeln. Bis heute weiß keiner, wo er dieses Stoffmonster ausgegraben hat, aber er sollte es den restlichen Abend, beziehungsweise die zwei Stunden bevor es hell wurde, nicht mehr aus der Hand geben. Und da Tal wusste, dass Elliots Heimweg in seinem Zustand etwa drei Stunden gedauert hätte, lud er ihn naiverweise ein, bei ihm zu übernachten. Ein riesiger Fehler mit Folgen. Bereits auf dem Weg nach Hause erklärte er Tal, dass dieser Schwertwal das Verlobungsgeschenk für dessen Schwester sei und er ihr, zu Hause angekommen, damit einen Antrag machen werde. Da Tal bis zum Schluss der Meinung war, er würde ihn nur aufziehen und auch etwas weggetreten war, öffnete er ihm bereitwillig die Wohnung, da er für dieses Wochenende ausnahmsweise bei seinen Eltern übernachtete. Dass Elliot wirklich ohne Umschweife in das Zimmer seiner jüngerer Schwester hasten und ihr mit diesem Plüschtier in Händen einen Antrag machen würde, damit hatte er wohl nicht gerechnet. Sie war ungefähr 18 Jahre, etwas bodenständiger und vernünftiger als die beiden, und es war etwa acht Uhr morgens. Und nein, Tals Schwester war nicht sonderlich erfreut über diesen frühmorgendlichen Besuch, und schrie lauthals das ganze Haus zusammen. Es dauerte keine Minute, bis auch Tals Mutter, aufgeschreckt durch die Schreie seiner Schwester, im Zimmer stand und die beiden kurzerhand vor die Tür setzte. Eine Reaktion, die man Jahre später durchaus nachvollziehen kann. Das war Elliots dritter und letzter Strike. Zum Glück waren die beiden aber mittlerweile so alt, dass Besuche bei den Eltern des jeweils anderen eher die Seltenheit wurden, weshalb ein vierter Strike bisher ausblieb. Umgekehrt dagegen hat Elliots Mam Tal heiß geliebt. Im Vergleich zu Elliot wusste er sich aber einfach zu benehmen und war in der Gegenwart von Elliots Mam auch immer durchaus charmant und höflich. Das wird's wohl gewesen sein, in zweierlei Hinsicht.

7. Kapitel

We Are Heartless Kids

Am Anfang war die große Sehnsucht
Nach der Ferne, Verzückung und dem gläsernen Meer
Den Rausch der Gezeiten, stets nah am Herzen
Und die Nächte meiner Jugend, die ich stets so gern verklär'
Bin mir stiller Freund, der noch alle Fernen fühlt
Bin wie ein Fluss, der noch singt von alter Trauer
Sehn mich nach Geborgenheit, Heimkehr und vertrautem Schmerz
Wohl denn, nimm endlich Abschied und gesunde...
...mein Herz...

KARG - ABBITTE

Der ein oder andere, der bis zu diesem Punkt dieses Erlebnisberichtes durchgehalten hat, wird sich wahrscheinlich fragen, warum diese Abhandlung in erster Linie von Tal und seinem Leben, beziehungsweise seinem Verschwinden handelt. Ich bin mir nicht sicher, aber definitiv nicht deshalb, weil er so ein unglaublich toller Mensch oder gar unfehlbar war, ganz im Gegenteil. Eher deshalb, weil Tal ein Individuum war, das fast alle menschlichen Schwächen in sich vereinte, aber vielleicht genau deshalb auch oft urteilsfrei auf andere zuging und vor allem nicht versuchte, sich über sie zu stellten. Auch ist er, parallel zu dieser kaputten Welt, bis zu einem gewissen Punkt ebenfalls ein Arschloch geworden, obwohl sich das bei ihm im Vergleich zu so manch anderem immer noch relativ in

Grenzen hielt. Aber mal ehrlich, wieso sollte Tal diesbezüglich eine Ausnahme darstellen, und Floskeln á la „die Welt verändert einen" hatten wir schon, weshalb sich eigentlich jeder selbst einen Reim auf diesen Wandel machen kann. Mehr aber noch als ein emotionales Wrack war Tal immer schon ein Träumer gewesen, der oft den Ernst des Lebens nicht oder erst viel zu spät erkannte. Trotzdem war er gewissermaßen auch eine Art Überlebenskünstler, was sich vor allem in späteren Jahren herauskristallisierte, als er endlich von seiner Musik und seiner Tätigkeit als Journalist, eine Tätigkeit, die er seit seiner Studentenzeit im Nebenjob ausübte, leben konnte, und sich deshalb, weil er nie wirklich arbeiten musste, scherzhaft oft als den ältesten Jugendlichen der Welt bezeichnete, was vielen seiner Freunde, die sich 40-50 Stunden in der Woche den Arsch aufrissen, oft bitter aufstieß. Dies war aber oft auf bloße Missgunst zurückzuführen, und weniger auf fehlenden Humor, da Tal diese Sprüche selten ernst gemeint hat. Und noch ferner lag es ihm, andere für deren Tätigkeit oder deren Arbeitsbereich abzuwerten. Wieso auch? Er hatte diesbezüglich eben einfach Glück gehabt, auch wenn es im Corona-Jahr 2020 für Tal und die Kunst ebenfalls ziemlich mürbe aussah. Trotzdem missgönnten ihm viele dieses Glück, was oft zu unnötigen Diskussionen in seinem Freundeskreis führte. Aber Neid war einfach nicht so Tals Sache, weshalb diese Gespräche bei ihm meist auf tiefes Unverständnis stießen. Diese Arbeiter-versus-Studenten-Diskussionen kannte Tal schon aus seiner Schulzeit, und verstand bis zum Schluss nicht, warum eines besser oder schlechter sein sollte als das andere, schließlich haben gesellschaftlich gesehen beide Lebensläufe ihre Wertigkeit, und Tal hat sich als „Studierter" nie als etwas Besseres gesehen. Aber alles eigentlich typisch menschlich, keiner vergönnt dem anderen mehr als ihm selbst zur Verfügung steht. Neid ist für viele Menschen generell ein wichtiges

Thema, da braucht man sich nur das Musikbusiness vorzunehmen, wo jeder glaubt, der Erfolg des anderen schmälert den eigenen. Was für ein Bullshit. Und wer musikalisches Schaffen auf einem Erfolgskonzept aufbaut, der hat eigentlich schon generell verloren, denn was hat Kreativität mit Erfolg zu tun? Meist nicht viel, weil 08/15 beim überwiegenden Anteil der Konsumenten sowieso meist besser ankommt. Aber das ist eine andere Geschichte.

Kreativität und Individualismus sind zwei wegweisende Stichwörter, warum sich Tal in der Black-Metal-Szene, von ihrem elitären Gehabe mal abgesehen, immer wohl gefühlt hatte. Dort wurden Musiker nicht an ihrem technischen Können, sondern an ihrem Einfallsreichtum gemessen, und auch als mittelmäßiger Musiker konnte man authentische und außergewöhnliche Platten produzieren, wenn man nur das nötige musikalische Gespür und Feingefühl für diese Kunstform besaß. Tal war in seinen frühen Black-Metal-Jahren stets ein großer Fan von Synthesizern und orchestralen Keyboards, sowie der von seinem Kumpel Sam so bezeichneten „Crying Guitars" gewesen, Lead-Gitarren, die vorwiegend von der höchsten Saite ausgingen, was sich bis zuletzt auch in seiner eigenen Musik kräftig niederschlug. Ebenfalls war er ein großer Fan des Corpse Paints, der schwarz-weißen Schminke, die sich viele Black-Metal-Musiker für Konzerte oder Promo-Fotos ins Gesicht malen, obwohl er selbst und seine Band schnell wieder davon Abstand nahmen, wenn auch anfangs nur wegen des damit verbundenen Zeitaufwandes. Seine erste Black-Metal-Band startete er bereits im zarten Alter von 16 Jahren, von der auch ich ein Teil war. Schon früh merkte man, dass Tal im Vergleich zu vielen anderen jungen Bands dieser Tage sehr experimentell und avantgardistisch zu Werke ging, was sich in jeder Menge Sprachsamples aus Filmen, die er mochte, und den oft dreistimmigen Keyboard-Spuren bemerkbar machte. Aus irgendeinem Grund stagnierte unser gemeinsames Projekt aber nach zwei Demo-Tapes, weshalb jeder musikalisch seine eigenen Wege ging, und Tal EBBE//FLUT aus der Taufe heben sollte, was uns jedoch nicht davon abhielt, in der Band des jeweils anderen als Teil der Live-Mannschaft zu fungieren. Das ging beinahe zehn Jahre, was uns ziemlich viele Erinnerungen und schöne Konzerte bescherte. Beide unserer Bands gehörten sicherlich nie zur Speerspitze des österreichischen Black Metals, jedoch hatten wir uns bereits einen gewissen, teils eher fragwürdigen Ruf erspielt, vor allem aufgrund unserer kaputten Shows, weshalb wir trotzdem hin und wieder gebucht wurden. Tal sollte Jahre später mit seiner dritten Band, WITH AUTUMN I'LL SURRENDER, die sich dem sogenannten Post Black Metal verschrieben hatte, annähernd erfolgreich werden. Wie der Name schon sagt, eine undefinierte Symbiose aus Black Metal, Post Rock und anderen Genres wie Shoegaze und Indie, ein Stil der Mitte der 2010er Jahre immer beliebter wurde. Aber bis dahin vergingen noch einige Jahre, in denen Tal fast ununterbrochen mit INTO BREATHLESS SLEEP unterwegs war, die ebenfalls, wie wir bereits gehört haben, ziemlich verrufen waren, und mit welcher Tal einige Dinge erlebte, die so absurd sind, dass die meisten seiner Geschichten nur schwer zu glauben sind.

Aber so ist nunmal das Leben auf der Straße, an jedem Tour-Stopp erlebt man neue Dummheiten, vor allem mit Bandmitgliedern, die jedes Mal so feiern, als hätte es nie ein Morgen gegeben. Um es geradeheraus zu sagen: Sie waren ein Haufen Geistesgestörter, die es sich bei keinem Konzert nehmen ließen, sich komplett abzuschießen und jede Menge Unsinn anzustellen. Das Ganze fing damit an, dass Tal in der Gläsernen Stadt aus einem Zug und in einen weißen Van stieg. Einige der anderen Mitglieder kannte er bereits flüchtig, andere jedoch nicht. Den jungen Mann, der neben ihm im Bus saß, hatte er noch nie gesehen, weshalb ihn dieser mit den Worten „Hi, ich bin Kim" grüßte und seine Hand entgegenstreckte, worauf Tal mit derselben Geste reagierte, bereits mit dem Gedanken im Hinterkopf: „Dir werden wir zeigen, wie man lebt." Hätte er damals schon gewusst, was er allen voran mit Kim, aber auch mit den anderen Jungs in den Folgejahren erleben sollte, er hätte es nicht geglaubt. Vor allem mit Kim, den am Anfang seiner Bandkarriere kein Wässerchen trüben konnte und der so etwas wie der nette Junge von nebenan war, würden die Jungs rund um Tal eine Art Monster erschaffen, zumindest nannten sie es so, denn schon nach wenigen Wochen stand er ihnen, wenn es darum ging sich aus dem Leben zu sprengen und jede Menge Unsinn anzustellen, um nichts mehr nach. Eines musste man Kim jedoch zugute heißen, er hatte den unverdorbensten und aufrichtigsten Charakter, der Tal je in Form eines Menschen begegnen sollte. Daran hat sich bis heute nichts geändert, und er hoffte, dass sich Kim diesbezüglich nie verändern und seine Gutmütigkeit nie verlieren würde. Kim sollte sich hinsichtlich dieser Eigenschaften aber bis zuletzt treu bleiben, und wenn Tal und die Jungs von INTO BREATHLESS SLEEP anmerkten, ein Monster erschaffen zu haben, dann bezog sich diese Aussage lediglich auf den „Beerkules", zu dem Kim, wenn er manchmal ein paar Getränke über den Durst getrunken hatte, mutierte, denn seinen Charakter konnte selbst der Alkohol zu keiner Zeit seines Lebens trüben. Im Gedächtnis blieb Tal dabei vor allem ein Konzert der Gruppe in Bayern, das zwar für die Gruppe selbst letztendlich ins Wasser fiel, da Ehren im Stau steckte, auch wenn die anderen Jungs bis zum Schluss davon überzeugt waren, dass es sich anders zugetragen hat und er schlicht zu betrunken war, um die paar Kilometer zu seinem eigenen Konzert zu fahren. Jedenfalls waren Kim und Tal so frustriert darüber, dass ihr Konzert nicht stattfinden wird, dass sie sich mit Hanna, die sie zu dem Konzert begleitete, ziemlich die Kante gaben, und der Großteil der Band, zurück in der Neinsager-Stadt, voll wie Haubitzen war. Alle Beteiligten kehrten im Anschluss bei Hanna ein, wo die Party feuchtfröhlich weiterging. Vor allem Kim hatte zu dem Zeitpunkt schon einige Biere zu viel getrunken, woraufhin ihm kotzübel wurde und, nachdem er sich minimal auf sein Shirt gekotzt hatte, ihn der Rest der Band auf einen Stuhl in den Garten setzte, damit er frische Luft schnappen konnte. Hanna hatte einen riesengroßen Hängesessel im Garten stehen, mit einem massiven Holzkreuz am Boden, welches den Sessel befestigte und gerade hielt. Nichts ahnend ging der Rest der Truppe zurück ins Haus, schließlich waren es ja auch nur ein paar Meter, die sie von Kim trennten, und was sollte schon passieren? Es dauerte jedoch nur einige Minuten als sie plötzlichen einen lauten Knall vernahmen, kombiniert mit leisem Gestöhne, und deshalb zurück in den Garten liefen. Kim hatte es geschafft, in „Million Dollar Baby"-Manier mit dem Sessel, auf dem er saß, seitwärts umzufallen, um mit Kopf und Genick mit voller Wucht auf erwähntes Holzkreuz zu knallen. Leicht benommen zogen Tal und ein Freund ihn wieder hoch, fast schon ungläubig, dass ihm nicht mehr passiert war, schließlich hätte er sich bei seinem Stunt gut und gerne auch das Genick brechen können. Gott sei Dank ist das Glück in solchen Fällen meist auf der Seite der Betrunkenen, und ihm ist bis auf ein wenig Kopfweh nicht mehr passiert. Trotzdem beschloss der Rest im Anschluss, Übelkeit hin oder her, den Guten in Hannas Wohnung auf die Couch zu legen und schlafen zu lassen. Nach und nach verließen sie ihre Freunde, und Tal und Hanna blieben allein mit Kim zurück. Die beiden saßen, wie sie es oft taten, noch bis 8 Uhr morgens am Küchentisch und quatschten, bis auch Kim schließlich wieder erwachte. Tal hatte jede Menge Koks gezogen, weswegen er ziemlich aufgekratzt war und weshalb er und Kim, der von den gefühlt zehn Litern Bier immer noch leicht betrunken war, schließlich auf die glorreiche Idee kamen, zum Supermarkt zu laufen, um sich mit Nachschub, in dem Fall zwei Flaschen Billig-Wodka, einzudecken, und die Party weiter laufen zu lassen. Das Lustige daran war, dass die beiden nur mit Boxershorts bekleidet waren, zur Belustigung der Anrainer und Passanten, die ihren Weg kreuzten. Auch die Frau an der Kasse im Supermarkt beäugte die beiden eher skeptisch und schüttelte nicht nur einmal den Kopf. Den Wodka hat sie ihnen aber trotzdem anstandslos verkauft. Zurück bei Hanna ging die Party noch bis zum späten Abend weiter, bis selbst Tal und Hanna genug davon hatten, was selten vor den Morgenstunden der Fall war. Generell war das schon immer Tal und Hannas Ding. Nächtelang in der Küche zu sitzen und über Gott und die Welt zu philosophieren, oder zu später Stunde auch mal zu „sinnlosophieren", da ihre Gespräche zu dieser Zeit oft nur mehr wenig Sinn ergaben. Beide konnten jedoch sehr viel vertragen, weshalb zweiteres eher selten vorkam. Musikliebhaber waren sie ebenfalls beide, weshalb in ihrer Wohnung fast pausenlos Musik lief. Und auch wenn sich Hanna anfangs nur wenig mit Black Metal anfreunden konnte, so lernte sie diese Spielart über all die Jahre mit Tal zu schätzen, zumindest ansatzweise. Zudem spielte auch Hanna Schlagzeug in einer Band, die zwar keine Metal-Band, aber doch eher auf der melancholischen Seite zu verorten war. Hanna war selbst ihr eigenes Metronom, weshalb sie wohl zu den besten Schlagzeugerinnen der Neinsager-Stadt gehörte, was vor allem Tal mächtig stolz machte, so eine talentierte Freundin zu haben. Auch Nora hatte in Bands gespielt, weshalb das mit den Musikerinnen bei Tal wohl ebenfalls eine Art Muster war.

Frauen, die ein paar Jahre älter waren und in Bands spielten, das brachte seine Libido wohl irgendwie zum Kochen.

Was die etwas älteren Frauen betrifft, so hatte Tal, in den Monaten zwischen Nora und Hanna eine lustige, aber auch ziemlich schräge Erfahrung gemacht. Nach einer Party bei einem Freund, den er noch aus seiner Jugend in den Bergen kannte, waren plötzlich nur noch Tal, sein Kumpel und eine Freundin des Gastgebers im mittleren Alter übrig. Aus irgendeinem Grund, wahrscheinlich weil alle drei stockbesoffen waren, führte das zu sexuellen Handlungen und sie fanden sich plötzlich in einem Dreier wieder, der wohl etwas eskalierte. Genaueres dazu ist nie nach außen gedrungen, und trotz öfteren Nachfragens habe ich aus Tal diesbezüglich nie viel rausbekommen. Irgendwie hatte die Dame nach dieser Aktion aber einen Narren an Tal gefressen, weshalb sie in den Folgemonaten immer wieder irgendwo, meist auf seinen Konzerten, auftauchte, was für Tal nicht unbedingt angenehm war. Die beste Geschichte geschah wohl einige Wochen nach diesem schrägen Erlebnis in Berlin, wo Tal mit INTO BREATHLESS SLEEP in einem linken und relativ abgefuckten besetzten Haus auftreten sollte. Als er und seine Band irgendwann vor die Tür gingen, stand dort jene Dame und begrüßte Tal mit den Worten: „Tal? Du auch hier?", was den Rest seiner Band in schallendes Gelächter ausbrechen ließ. Man kann sich vorstellen, dass ihn dieser Spruch den Rest der fast zweiwöchigen Tour verfolgen sollte. Zudem war es erst der zweite Tag. Tal nahm es mit Humor, aber irgendwie fand auch er die Situation trotzdem gruselig. Tal hatte definitiv ein Händchen für Chaos und unangenehme Situationen und ritt sich so nur allzu gern selbst in die Scheiße, weshalb Situationen wie die zuvor beschriebene auch in den Folgejahren kein Einzelfall bleiben sollten.

8. Kapitel

In My Dreams You Are Mine All The Time

Die Liebe stirbt nie einen natürlichen Tod. Sie stirbt, weil wir das Versiegen ihrer Quelle nicht aufhalten, sie stirbt an Blindheit und Missverständnissen und Verrat. Sie stirbt an Krankheiten und Wunden, sie stirbt an Müdigkeit. Sie siecht dahin, sie wird gebrechlich, aber sie stirbt nie einen natürlichen Tod. Jeder Liebende könnte des Mordes an seiner eigenen Liebe bezichtigt werden.

ANAIS NIN

Wie Tal auf Hanna traf, hatte ich ja bereits beschrieben. Für Tal war es Liebe auf den ersten Blick und jede Minute ohne sie eine verlorene. Seine ständige Abwesenheit durch seine Tour-Eskapaden machte das Ganze nicht besser, vor allem nicht am Anfang ihrer Beziehung, da Tal zu dieser Zeit noch in drei Bands sein Unwesen trieb. Hanna tat jedoch ihr Möglichstes und schickte ihm zur Aufheiterung Bilder und kurze Videos, was ihm zumindest für einige Stunden die Laune versüßen konnte. Und auch wenn ihm die Konzerte Spaß machten, so zählte er doch stets die Tage, bis er wieder bei ihr sein würde. Noch nie zuvor hatte er für jemanden so empfunden, auch wenn Tal natürlich zuvor schon des Öfteren verliebt war. Das erste Mal so richtig wahrscheinlich in seine Jugendliebe Elisabeth, die er im zarten Alter von elf Jahren in einer Tierhandlung traf. Und obwohl zwischen den beiden nie mehr passierte, als dass sie sich ein paar Jahre später einmal in einer Bar küssen sollten, war Tal wahrscheinlich noch bis weit über die Zwanzig hinaus in sie verknallt. Ich glaube, Elisabeth ging es für kurze Episoden in dieser Zeit nicht anders, aber irgendwie haben die äußeren Lebensumstände nie dazu geführt, dass die beiden ein Paar wurden. Als sie etwa für ein Jahr als Au-pair in die USA zog, war Tal drauf und dran, alles hinter sich zu lassen, und ihrer Einladung dorthin nachzukommen. Leider kam es auf Grund von Geldmangel nie dazu. Wahrscheinlich aber auch, weil Tal zu feige war, alle Zelte abzubrechen, auch wenn es im Nachhinein kein großes Ding gewesen wäre. Flug gebucht, einen Abschiedsbrief an die Freundin geschrieben und weg. Mit 22 und gänzlich ohne Lebenserfahrung ist man bei solchen Entscheidungen aber vorsichtiger als ein paar Jahre später. Mit 22 ist man eben noch eher ein Kind, das kann man nun drehen, wie man will, erwachsen, denke ich, ist man doch eher erst, wenn man auf die 30 zugeht, bis dahin ist es bloß auf Erfahrungen basierende Empirie und ein sich Austesten. Mehr aber nicht. Als Elisabeth aus Amerika zurück war, hielten sie zwar noch kurz Kontakt, eine enge Freundschaft wurde es aber nie wieder, was für Tal wahrscheinlich besser war, weil er von diesem Gedanken, dass es vielleicht irgendwann doch etwas werden könnte, ansonsten nie ganz Abstand genommen hätte. Genauso wie er bis zuletzt glaubte, mit Hanna würde sich alles irgendwann wieder zum Guten wenden, auch wenn das wirklich naiv von ihm war. Er hatte sie zu diesem Zeitpunkt Mitte März schon beinahe zwei Monate nicht mehr in Persona gesehen und einen guten Monat nicht mehr mit ihr gesprochen. Er vergaß schon langsam, wie ihre Stimme klang und wie sie ausgesehen hat. Doch in seinen Träumen sah er ihr Gesicht noch deutlich vor sich und hielt noch immer ihre Hand. In seinen Träumen war sie noch immer bei ihm, weshalb er in diesen Tagen trotz seiner Probleme einzuschlafen immer öfter den Schlaf suchte, wenn doch meist vergeblich. Noch nie war seine Sehnsucht größer gewesen, nie sehnte er sich mehr an Tage zurück, in denen er neben ihr einschlafen durfte. Die letzten Monate hatten ihn gebrochen, und so war von dem Menschen, der er einst gewesen war, nicht mehr wirklich viel übrig und er wurde so mehr und mehr zum Schatten.

9. Kapitel

What's Left Of Me

*By the time we learn to live
It's already too late*

ARAGON

Es war am Nachmittag des 19. Tages in den Bergen, als Tal einen kleinen Nervenzusammenbruch erlitt, was jedoch nicht wirklich aus heiterem Himmel kam, höchstwahrscheinlich seinem seit Monaten andauerndem Schlafentzug geschuldet war und ihn blöderweise dazu zwang einen Spezialisten aufzusuchen, was aufgrund der immer noch unbeschreiblich katastrophalen Schneeverhältnisse alles andere als eine einfache Aufgabe war. Tal war es gewöhnt, sich hin und wieder ambulant in einer speziell dafür ausgestatteten Klinik behandeln zu lassen, ließ sich dort Medikamente verschreiben und war so schnell wieder verschwunden, wie er dort aufgetaucht war. Dieses Mal war es aufgrund seines erbärmlichen Zustandes damit aber leider nicht getan, und Tal hatte die Wahl entweder ohne entsprechende Medikation in die Berge zurückzukehren, um im schlimmsten Fall in den darauffolgenden Stunden oder Tagen komplett zusammenzubrechen, oder er konnte sich auf den Deal einlassen, ein paar Tage in der Klinik zu verbringen, wo die Ärzte ihr Möglichstes tun würden, ihn wieder etwas aufzupäppeln und medikamentös richtig einzustellen. Tal entschied sich, auch wegen der miserablen Wetterverhältnisse, die eine mögliche Rückkehr vor

Frühlingsbeginn ohnehin beinahe unmöglich machten, schließlich für Zweiteres. Den ersten Abend verbrachte Tal auf einer offenen Station, auf der sich auch noch andere Patienten befanden. Da Tal aber von den letzten Monaten, Tagen und Nächten so geschafft und müde war, achtete er nicht wirklich darauf, wer da sonst so lag und fiel nach Einnahme der Pillen, die ihm verabreicht wurden, fast unmittelbar in tiefen Schlummer. Dieser dauerte aber leider nicht allzu lange an, da sein Magen schon seit Tagen rebellierte und er die halbe Nacht todmüde auf dem Klo verbrachte. Ganz zu schweigen von einigen der anderen Patienten, die zwar alle brav um neun Uhr abends in ihren Betten lagen, jedoch gegen drei Uhr morgens eine Art senile Bettflucht entwickelten und, obwohl die anwesenden Pflegekräfte sie stets davon abzubringen versuchten, unermüdlich in der Station auf und ab gingen oder noch mehr Medikamente verlangten. Am zweiten Tag seines Klinikaufenthaltes hatte Tal gleich am Morgen eine längere Sitzung mit mehreren Ärzten in welcher er geduldig seine Situation erklärte. Auch hatte er keine Lust, hinsichtlich seines Zustandes irgendetwas zu beschönigen, schließlich hatten sie das Ergebnis seines Urintests gesehen, was von Seiten der Ärzte auch gleich am Anfang der Sitzung angesprochen wurde. Lediglich seinen Schnapskonsum hatte Tal heruntergespielt, denn alles mussten diese Leute dann auch nicht von ihm wissen. Im Großen und Ganzen war Tal sogar etwas gerührt von der Empathie und dem Mitgefühl, das ihm von diesen für ihn komplett fremden Menschen entgegengebracht wurde. Die Ärzte wollten Tal von einem längeren Aufenthalt in der Klinik überzeugen, womit sie bei ihm aber auf Granit stießen, denn er hatte vor, sich spätestens am Morgen des übernächsten Tages selbst wieder zu entlassen, was er schließlich auch tat. Es waren jedoch die Stunden danach, die Tal am meisten zu denken gaben. Stunden, in denen er für sich war und sich das erste Mal darüber klar wurde, wie wenig eigentlich noch von ihm vorhanden war und dass er nur noch ein verschwommenes Bild von sich selbst zeichnen konnte. Auch begann er nach und nach zu verstehen, dass er sich nicht erst seit den Tagen in der Hütte gänzlich aufzulösen versuchte, sondern dass dies von ihm wohl schon länger so gewollt war. Denn wenn er sich ehrlich war, arbeitete er schon einige Jahre auf diesen Zustand hin. Die selbstverletzenden Handlungen, der Substanzmissbrauch und vor allem seine nie enden wollende Obsession mit dem Tod waren alles Anzeichen dafür, dass er vom Sterben schon fast länger angetan war als vom Leben. Die Zeit in der Klinik, die Zeit davor in der Hütte und auch die Monate vor und nach Weihnachten, alles bloß weitere Kapitel dieses Sich- Auflösen-Wollens, schiere Chroniken des Verschwindens. Und es sollte nicht das einzige nüchterne Erwachen in diesen Tagen für ihn bleiben.

Nach einer weiteren schlaflosen Nacht, in der er von allerhand Alpträumen heimgesucht wurde und in der er sich fühlte, als würde ihm irgendetwas die Brust zuschnüren, verbrachte er die Stunden bis zum jähen Morgen wieder einmal allein mit seinen Gedanken, die sich, wie es zu erwarten war, nur um Hanna und ihre gemeinsame Vergangenheit drehten. Denn während er zum Abend hin immer etwas ruhiger wurde, waren diese erdrückenden Gedanken des Nachts und am Morgen immer am schlimmsten. Es war ihm fast so, als spüre er ein stumpfes Stechen in seinem Herzen, eine kalte Klinge, die in seine Brust eindrang, und egal wie er sich auch von diesen Gefühlen abzulenken versuchte, er konnte sich ihnen nicht entziehen. Eine unüberwindbare Hoffnungslosigkeit machte sich breit und hüllte ihn, obwohl die Sonne schon leicht durch die Fenster schien, in einen undurchdringlichen Mantel der Dunkelheit. Ohne es darauf anzulegen, kam er zu der Einsicht, dass es eigentlich seine Schuld war, dass Hanna ihn vergessen hatte. Er war es, der sie vertrieben hatte, mit all seinen Nörgeleien, dummen Aktionen und seinen nicht aufhören wollenden depressiven Episoden. Noch in derselben Sekunde hörte Tal damit auf, sich selbst zu bemitleiden. Und auch wenn er sich nicht hundertprozentig sicher war, weil er – seien wir mal ehrlich – ziemlich neben sich stand, begann er in Gedanken bereits damit, seine eigene Anklageschrift vorzubereiten. Er musste nun nicht mehr nur Hanna, sondern in erster Linie sich selbst verzeihen, was, wie man sich denken kann, für ihn erheblich schwieriger war, denn insgeheim wusste er bereits, er war dazu nicht im Stande. Wie sollte er auch, hatte er doch die Liebe seines Lebens verspielt und für immer in die Flucht geschlagen. Jedoch wusste er auch, dass dies, sollte er sich auch in den nächsten Wochen nicht beruhigen, womöglich sein letzter Frühling gewesen sein könnte. Vor allem wusste er, dass er in diesem leidlichen Zustand ein weiteres „Jahr ohne Sommer" nicht mehr überstehen würde.

Natürlich versuchten ihn die Ärzte bei der täglichen Visite am Morgen erneut davon zu überzeugen, aus Therapiegründen noch länger in der Anstalt zu bleiben. Aber wie gesagt, Tal hatte seine Entscheidung getroffen, da war nichts mehr zu machen. Allein schon die Bezeichnung „Bereich für Krisenintervention und Suizidprävention" für die Station, auf die sie ihn verlegten, empfand Tal irgendwie überheblich und befremdlich. Auch, weil das nicht wirklich seiner Einstellung entsprach, da es ihm unnatürlich erschien, Menschen die wirklich gehen wollten, davon abzuhalten, auch wenn er das im Falle von Finn, hätte er die Gelegenheit dazu gehabt, ebenfalls getan und ihn um jeden Preis vor sich selbst zu bewahren versucht hätte. Hätte er doch einfach besser auf die Anzeichen geachtet oder wäre in dieser Nacht bei ihm gewesen. Tal glaubte nicht wirklich daran, dass die Menschen auf dieser Station wirklich Leben retten konnten, auch wenn sie bei Patienten, die den Tod weniger verehrten und ihr Leben aus einem Kurzschluss heraus beendet hätten, manchmal sicher Glück hatten. Aber vom Sterben aus einer Laune heraus war Tal genauso wenig überzeugt, wie davon, jemanden, der Jahre auf diesen Tag hingearbeitet hatte, davon abzuhalten, einen Schlussstrich zu ziehen. Den dritten und letzten Tag in der Klinik verbrachte Tal größtenteils mit kurzen Therapiesitzungen, Spaziergängen und lesen. Schon in den Bergen hatte sich Tal vorgenommen, viel mehr zu lesen und auch einige Bücher angefangen, jedoch kein einziges zu Ende gebracht. Es sollte der erste richtige Frühlingstag des Jahres werden, weshalb jeder weitere Tag hinter diesen Mauern für Tal von Stunde zu Stunde unvorstellbarer und er selbst immer unruhiger wurde. Irgendwie schien die Zeit immer langsamer zu vergehen und sein Verhalten nahm immer stärker werdende klaustrophobische Züge an. Sein Ziel war es, so schnell wie möglich dort wegzukommen, zurück in die Berge, zurück in die Einsamkeit und die Wälder. Er hatte in den Wochen zuvor so viel Schnee gesehen, dass er für das komplette nächste Jahr genug davon hatte. Durch das Fenster seines Zimmers aber sah Tal, dass selbst die Magnolien, wenn auch recht spät in diesem Jahr, endlich zu blühen begannen. Eine Nacht zuvor hatte er lebhaft von diesem Tag geträumt, nur waren sie in seinen Träumen bereits vertrocknet und fahl. Er war zu spät gekommen und hatte die Zeit ihrer Blüte versäumt. Aus irgendeinem Grund waren die wenigen Tage der Magnolienblüte für Tal immer eine Zeit des Aufbruchs und der Hoffnung gewesen, vor allem in den Jahren mit Hanna. Doch waren sie aufgrund der kurzen Zeitspanne, in der sich die Knospen zu Blüten erhoben, ehe sie wieder verfaulten, gleichzeitig immer auch ein Symbol für Schönheit und ihre damit einhergehende Vergänglichkeit gewesen. Die letzte Nacht in der Klinik war für Tal ähnlich ernüchternd wie die Nächte zuvor. Die meiste Zeit lag er wach und verfluchte sich und sein Leben. Abgesehen davon empfand er nur völlige Leere, kämpfte fast durchgehend mit den Tränen und konnte sich bis zum Nachmittag nur schwer wieder sammeln. Mittlerweile fühlte es sich für ihn auch so an, als würde er nicht nur verschwinden, sondern sich auch von innen her auflösen, als wäre bald nichts mehr übrig von ihm, oder dem Menschen, der er mal war, so als würde er gänzlich aufhören zu sein. Aber er wusste auch, könnte er sich jetzt in der letzten Therapie-Sitzung nicht zusammenreißen, würde man ihn hier wahrscheinlich nicht so einfach gehen lassen. Ein Umstand, der für ihn nach wie vor keine Option war. Wenn er schon verschwinden musste, dann zumindest in Freiheit und dort, wo er sich irgendwann zumindest annähernd zuhause gefühlt hatte. Er wusste, dass es wieder Zeit für ihn war, aufzubrechen, um zurück in den Bergen, von der Welt vergessen, ein neues Kapitel in seinen ganz persönlichen Chroniken des Verschwindens aufzuschlagen.

10. Kapitel

This Funeral Sucks

*If you fantasize about your funeral
I understand, I've been there before
If what's more important is the music played
Than who'd attend*

TOUCHÉ AMORÉ - CONDOLENCES

Einer der prägendsten Tage in Tals Leben ereignete sich dabei mit Sicherheit im Dezember einige Jahre vor seinem Klinikaufenthalt. Ein Tag, der alles für immer verändern sollte. Man muss dazu Folgendes wissen: Bis zu jenem Tag hatte Tal den Tod erfolgreich beinahe drei Jahre aus seinem Leben verbannt und eigentlich nur noch selten über ihn nachgedacht, bis er eines Morgens plötzlich grambeladen, kompromisslos und seinen Sold einfordernd, geifernd wieder vor ihm stand. Finns letzte Psychose lag bis zu jener verhängnisvollen Nacht schon sehr lange zurück, so lange, dass Tal mit diesem Anruf nie mehr gerechnet hätte. Selbst die Umstände an sich erschienen ihm unwirklich, weshalb es einige Stunden dauerte, bis er die aktuellen Ereignisse zu realisieren begann. Tal hatte am Vorabend getrunken und war erst wenige Stunden zuvor zu Bett gegangen, was die Geschichte und die zitternde Stimme am anderen Ende der Leitung nicht verständlicher machte.

„Er hat was?", schrie Tal in sein Telefon und erhob sich plötzlich, wie von der Tarantel gestochen, aus seinem Bett und begann nervös in seiner Wohnung auf und ab zu laufen. Das Gespräch selbst dauerte dabei nur wenige Minuten. Minuten, in denen Tal die meiste Zeit ungläubig auf seine Füße starrte, die er noch immer nicht stillhalten konnte, und die mindestens ebenso zitterten wie die Stimme, die ihm diese Hiobsbotschaft überbrachte. Nach Ende des Telefonats machte sich Fassungslosigkeit breit und Tal kämpfte mit Tränen und Bestürzung. Es waren genau jene Minuten, in welchen der Tod in sein Leben zurückkehrte, ihn bis zuletzt vereinnahmte und nie wieder von seiner Seite weichen sollte. Als wäre eine Wunde aufgerissen worden, die schon fast verheilt war. Ich weiß noch, dass Tal mir erzählte, dass er ohne darüber nachzudenken eine Platte auflegte und sich dann doch erst mal kurz hinsetzen musste. Es dauerte eine Weile, bis er zu realisieren begann, dass Finn wirklich tot war, auch wenn er die näheren Hintergründe noch nicht kannte. Er wusste nur, dass er durch die eigene Hand gestorben war, jedoch noch nicht, wie er es angestellt hatte. Aber mit jeder weiteren Minute, die verging, wusste Tal, dass es wie schon so oft zuvor in seinem Leben wieder einmal Zeit für ihn war, aufzubrechen, an den Ort, wo Finn begraben werden würde, und wo vor Jahren die ersten Zeilen dieser Geschichte in die Luft geritzt wurden. Heim in die für Finn oft so erdrückenden, in diesem Jahr ausnahmsweise noch unverschneiten Berge, heim in die Gläserne Stadt, um einem seiner ältesten Freunde ein letztes Mal „Leb' wohl" sagen zu können, aber auch, um das Grab zu sehen, das sie sich über all die Jahre selbst geschaufelt hatten.

Von der Zerbrochenen in die Gläserne Stadt ist es in etwa eine Zugfahrt von vier Stunden. Vier Stunden, in denen Tal jede Menge Zeit hatte, seine und Finns gemeinsame, intensive Zeit Revue passieren zu lassen. Die meisten seiner Freunde, so auch ich, waren ebenso fassungslos wie er, und erst langsam, aber stetig verbreitete sich die Nachricht über Finns Ableben in ihrem gesamten Freundeskreis. Tal war wohl einer der ersten, die davon erfuhren. Und auch, wenn ich ihn nicht am selben Tag in die Heimat begleiten konnte, so rechnete er doch spätestens am nächsten Tag mit mir. Wir würden gemeinsam Totenwache halten, das waren wir Finn schuldig. Wie man sich denken kann, wurde zum Abend hin eine Art Krisenstab einberufen, was so viel heißt wie, dass Tal und einige seiner Freunde sich in ihrem Stammlokal trafen, das sie schon seit der Schulzeit besuchten, das Geschehene irgendwie zu verarbeiten versuchten und sich dabei bis zur Besinnungslosigkeit betranken. Das sollte so noch einige Tage weiter gehen, bis er schließlich da war, der Tag von Finns Beerdigung. Es war ein eigenartiges Gefühl für Tal, denn obwohl das Begräbnis im kleinen Kreis gehalten war, sah er doch einige Gesichter, die ihm schon seit seiner Schulzeit nicht mehr untergekommen waren, was ihn aber irgendwie rührselig stimmte, da auch sie Finn augenscheinlich nicht vergessen hatten. Das Begräbnis selbst war im Großen und Ganzen sehr stilvoll, auch wenn die Musikauswahl irgendwie sehr zu wünschen übrigließ und Finn, wäre er nicht eingeäschert worden, wahrscheinlich in seinem Sarg hätte rotieren lassen. Als wäre zu Kurt Cobains letztem Geleit GUNS'N'ROSES erklungen. Eine Band, die Kurt Cobain ebenso sehr hasste, wie Finn jene Pop-Musik, die für seine Beerdigung ausgesucht wurde. Tal hatte seine Emotionen für seine Verhältnisse bis zuletzt gut unter Kontrolle. Erst als alles vorbei war und er Finns Eltern und seiner Schwester, mit der er zu Schulzeiten ebenfalls gut befreundet war, zum Abschied die Hände schüttelte, brach er hemmungslos in Tränen aus und konnte sich auch in den Stunden danach, vor allem als er mit mir im Zug zurück in die Zerbrochene Stadt saß, nur schwer beruhigen. Und auch, wenn es nicht der erste Tod in unserem Freundeskreis war, so standen sich Finn, Tal und ich doch näher als die meisten anderen unserer Gruppe. Schon ein paar Tage zuvor wollte sich Tal in der Zerbrochenen Stadt mit einem Mädchen treffen, das aber nur auf der Durchreise war und soweit ich mich erinnern kann, am nächsten Tag nach Neuseeland aufbrechen wollte. Und auch wenn er absolut nicht in der Stimmung war, lud er sie zu sich in die Wohnung ein, die bei ihrer Ankunft noch genau so war, wie Tal sie einige Tage zuvor zurückgelassen hatte. Da das Mädchen, von welchem leider weder ich noch Tal einige Jahre später noch den Namen wussten, sich nicht ganz sicher war, ob das mit dem Begräbnis nicht nur eine Ausrede war und Tal sich sowieso nicht mehr melden würde, sah sie jedoch über die etwas unsaubere Wohnung hinweg und die beiden fingen an, sich lebhaft zu unterhalten. Ich glaube Tal wäre sogar recht von ihr angetan gewesen, wusste aber, dass es wohl wenig Sinn machte, etwas mit einer Frau anzufangen, die erstens nicht in Österreich lebte und zweitens gerade dabei war, alle Zelte abzubrechen. Außerdem würde er wenige Wochen später Hanna kennenlernen, auch wenn er davon zu diesem Zeitpunkt natürlich noch nichts wusste. Nichtsdestotrotz schlief er mit dem Mädchen, was, wenn man Finns übersteigerte Libido kannte, von Tals Seite auch als eine schräge Art der Ehrdarbietung an ihn verstanden werden konnte. Als hätte es Tal auch deshalb getan, weil Finn es so gewollt oder umgekehrt wohl genauso gemacht und ihm allein schon der Umstände wegen im Jenseits unverhofft ein Lächeln auf die Lippen gezaubert hätte. Darauf würde ich mindestens zwei meiner Fingerkuppen verwetten, und Tal wohl erst recht.

Es sollte 280 Tage dauern, bis Tal an Finns Grab zurückkehren sollte, auch wenn er wusste, dass es schon viel früher Zeit gewesen wäre Abbitte zu leisten. Es war bereits mitten in der Nacht, irgendwann im September, als er dort aufschlug, eine Flasche Rotwein aus seiner Tasche holte und es sich neben dem Urnenfeld gemütlich machte, soweit das irgendwie möglich war. Er trug ein gemeinsames Bild mit sich, das er neben den vielen Kerzen platzierte, die dort für Finn entfacht worden waren. Er verbrachte mindestens eine Stunde dort, bis es Zeit für ihn war, den Friedhof wieder zu verlassen. Jedoch nicht, ohne sich eine dicke Line Koks von Finns Grabstein zu ziehen und auf dem Boden davor etwas Rotwein zu verschütten, was wohl eine ähnliche Art der Ehrdarbietung war wie der One-Night-Stand mit dem Mädchen ein dreiviertel Jahr zuvor. Finn hätte es definitiv gefallen, und auch Tal empfand eine Art der Genugtuung, die ihm bis zu diesem Zeitpunkt unwirklich und verschwommen erschien.

Dazu fällt mir eine weitere bescheuerte Geschichte ein, die sich im Herbst vor Tals Verschwinden zutrug: Eines Nachts, als sich Tal wieder einmal auf den Weg zum örtlichen Friedhof machte, hatte er auch Adam im Schlepptau, der Finn zwar nicht so nahe wie Tal und ich gestanden hatte, jedoch auch über lange Jahre mit ihm befreundet gewesen und mit uns zur Schule gegangen war. Es war in jener Nacht ziemlich windig, fast schon stürmisch, als sie Finns Grab erreichten. Die traditionsgemäße Line Koks von seinem Grabstein konnten sie deshalb schon mal vergessen, was Adam per se nicht hinnehmen wollte. Nach einem kurzen Wortgefecht mit Tal hatte er eine Art Geistesblitz. Adam hatte vor einigen Jahren als Betreuer in einem Kindergarten gearbeitet, der zufälligerweise nur etwa 50 Meter vom Friedhofstor entfernt, also quasi auf der gegenüberliegenden Straßenseite lag. Fragt mich nicht warum, aber aus irgendeinem Grund hatte Adam noch immer den Hauptschlüssel zum

Kindergarten an seinem Bund. Der Rest erklärt sich wahrscheinlich von selbst. Die beiden sind kurzerhand in den Kindergarten eingebrochen. Natürlich nicht mit Gewalt, aus juristischer Sicht wäre es aber wohl trotzdem Einbruch gewesen. Es muss ein wirklich obskures Bild abgegeben haben, als die beiden in dem Raum saßen, indem die Kinder sonst zu Mittag essen. Zwei Typen über 1,90m, auf Stühlen, die keine 30 cm hoch waren, und sich von einem Tisch, der in ähnlicher Höhe war, ihre Lines zogen und Bier tranken. Aber solche Aktionen waren irgendwie typisch für die beiden, denn ebenso wie Tal und Elliot, so zog auch Adam das Chaos magisch an, worauf ich später noch genauer eingehen werde.

11. Kapitel

There Is A Hell, Believe Me I've Seen It
...My Own Personal Hell...
... I Hope It Was Worth It...

„Trinken wir eine Weile", schlug ich vor.
„Damit wir uns wieder an unsere Realität gewöhnen."
„Trinken wir, bis die Sonne aufgeht."
„Dein Ernst?"
„Klar, warum nicht?"
„Gebongt", sagte ich und fühlte mich schon wesentlich besser.

CHARLES BUKOWSKI

Als ihm die Klinikärzte am Nachmittag des vierten Tages endlich seine Entlassungspapiere überreichten, wusste Tal bereits, dass er, bevor er zurück in die Berge fahren konnte, noch einen Abend in der Neinsager-Stadt verbringen würde. Unspektakulärerweise, um seine Sachen zu waschen und ein paar andere Dinge zu organisieren. In erster Linie zwar nur Gitarrensaiten und Drogen, aber mit was hattet ihr gerechnet? Tal war sich selbst nicht ganz sicher, welche Antipathie er gegen diese Wohnung hegte, die es ihm so unmöglich machte, mehr als einen Abend dort zu verbringen. Und obwohl er die Bilder von und mit Hanna schon vor einigen Wochen von der Wand genommen und auf die Straße geworfen hatte, so erinnerte ihn doch so vieles an sie und an die Zeit, in der er dachte, aus ihnen könnte wieder ein Paar werden. Ein paar Monate zuvor wurde Tal in einem Interview gefragt, was das Erste wäre, das er bei einem Brand aus seiner Wohnung retten würde und kurzentschlossen, jedoch vollends davon überzeugt, antwortete er: „Die Fotoalben und Bilder der letzten fünf Jahre." Ein Einwurf, den Tal durchaus überzeugend vertrat, obwohl er sich diese Alben jedoch keinesfalls anzuschauen traute, geschweige denn, sie überhaupt in die Hand nehmen konnte, so sehr hätte es ihn deprimiert, all diese glücklichen Gesichter zu sehen, von denen nicht mehr viel übrig war und die fast nichts mehr mit seinem momentanen Leben zu tun hatten. Und egal wie betrunken er in jener Zeit auch oft war, so war er stets immer noch zu nüchtern, um sich diesen Umstand jemals zu verzeihen. Nichtsdestotrotz nutzte Tal den lauen Abend auch, um der Stadt, die er vor einigen Wochen hinter sich ließ, einen kurzen Besuch abzustatten. Natürlich auch, um die Magnolienblüten am Hauptplatz zu fotografieren, dort ein paar Zigarettenlängen innezuhalten und in die Vergangenheit abzutauchen. Natürlich kam er auch im Laufe des Abends nicht drum herum, ein Bild der Magnolien an Hanna zu senden, auch wenn er sich natürlich nicht allzu viel davon erwartete. Irgendwie wäre es ihm aber auch komisch vorgekommen, dies nicht zu tun, so war er doch in all den vorherigen Jahren zu dieser Zeit immer mit ihr gemeinsam dort gewesen. Generell fand er es befremdlich, dass sie nach all der gemeinsamen Zeit nichts voneinander wussten, wahrscheinlich ahnte sie nicht mal, dass er den Großteil der letzten Woche in einer Klinik verbracht hatte. Genauso wenig wusste er, was sich in ihrem Leben tat und das schmerzte ihn bei weitem mehr. Seine Welt war noch nicht dazu bereit, sich weiter zu drehen. Vor allem aber hasste er es, dass das Ende ihrer Beziehung ein ausgezeichnetes Beispiel dafür war, was in dieser Wegwerfgesellschaft falsch läuft. Die Menschen denken gar nicht daran etwas Kaputtes reparieren zu lassen, nein, sie werfen es einfach weg und besorgen sich etwas Neues, eine Einstellung, die Tal schon immer gegen den Strich ging, war er doch diesbezüglich komplett anders gepolt. Bis zum Schluss hoffte er, Hannas Auto vorfahren zu sehen, hoffte, sie würde ihn in der Hütte in den Bergen besuchen, in der sie so viele gemeinsame Stunden verbracht hatten. Nichts hätte er sich sehnlicher gewünscht, und wahrscheinlich nie ein anklagendes Wort in ihrer Gegenwart verloren. Er wollte nur bei ihr sein, was ihn wohl überglücklich gemacht hätte. Oft starrte er, bis die Sonne unterging, mit einem Glas in der Hand ans Ende der am Horizont verschwindenden Straße, doch nicht mal die Geister der Vergangenheit würden sie irgendwie in seine Richtung treiben. Aber wie sollten sie auch? Zu dieser Zeit war er sich fast sicher, dass sie eher sterben würde, als ihm zu verzeihen, ihn zurück in ihr Leben zu lassen, auch wenn das vielleicht etwas dramatisch ausgedrückt ist. Vor etwas mehr als einem Monat hatte er ihr kurz nach ihrem letzten Telefonat den ultimativen Liebesbrief geschrieben. Niemand weiß, ob sie ihn je bekommen oder gelesen hat. Aber was hätte das noch geändert? Tal war durch ihr treuloses und selbstgerechtes Verhalten in seiner ganz persönlichen Hölle gelandet, einen Platz, den er schon von früher kannte, und in dem er schon vor etwas über zehn Jahren den ein oder anderen Monat verbracht hatte. Er wäre dabei, wie am Anfang dieser Erzählung erwähnt, zweimal oder noch öfter fast ins Jenseits übergelaufen, aber irgendwie war er immer wieder aufgewacht. Er konnte nur hoffen, dass es all den Schmerz und die unüberwindbare Todessehnsucht wert waren und diese Trennung zumindest für sie von Vorteil war. Ich glaube aber fast, sie wusste um das Ende seiner Reise und das tat sie wohl auch schon vor ihrer Trennung. Auch einer von Tals besten Freunden – Johann – bemerkte den Wandel, den Hanna in den letzten Jahren vollzog. Alles begann damit, als Hannas Hund krank wurde, von dem sie sich nicht lösen konnte. Tal war schon einige Wochen zuvor bewusst geworden, dass es für ihren Schatten, wie sie ihren Hund oft bezeichnete, Zeit war zu gehen, weshalb die beiden oft darüber stritten, wie dies geschehen sollte. Aber jeder Mensch trauert anders, weshalb Tal und Hanna in dieser Geschichte offenbar unterschiedliche Auffassungen hatten, ein Umstand, der die beiden von innen her spalten sollte. Hanna hat ihm sein Verhalten nie verziehen, trotz millionenfacher Entschuldigungen und der Einsicht, dass es ihre Entscheidung hätte sein sollen, ihren Schatten gehen zu lassen, nicht die seine, schließlich war er schon einige Jahre an ihrer Seite, bevor Tal überhaupt in ihr Leben getreten war. Leider kam diese Einsicht zu spät und sollte Jahre später der Hauptgrund für sie sein, Tal in die Wüste zu schicken. Als es dann aber gar nicht mehr anders ging, bekam Hanna durchaus Rückendeckung von ihm und die beiden hielten ihren Hund, der natürlich auch Tal in den Jahren zuvor ans Herz gewachsen war, bis zum Schluss und noch einige Stunden darüber hinaus im Arm, als er wohl schon längst tot war. Es war ein unglaublich trauriger Abschied, aber es war wirklich Zeit gewesen, loszulassen. Trotzdem tat es Tal bis zum Schluss leid, wie er sich gegenüber Hanna und ihrem Schatten verhalten hatte. Doch es war zu spät und Hanna begann, rund um sich eine Mauer aufzubauen. Und auch wenn die Menschheitsgeschichte zweifellos aufzeigt, dass Mauern höchstens dazu gut sind, um eingerissen zu werden, gab sie ihm nie die Chance dazu, so sehr er sich auch bemühte.

Johann trat etwa zur selben Zeit in Tals Leben wie Hanna, und hat sich in kürzester Zeit zu einem seiner besten und loyalsten Freunde entwickelt. Auch teilte er ähnlich wie auch Finn mit Tal eine gewisse Todesobsession, weshalb sich die beiden diesbezüglich wortlos verstanden. So waren sie Brüder im Geiste des Feuers und der Melancholie. Johann überlebte als Teenager einen Brandunfall, welchen zwei seiner damaligen Freunde mit dem Tod bezahlten. Diesen Umstand und auch, dass er mit gehörigen Verbrennungen dieses Feuerinferno überlebte, bei dem zwei seiner Freunde sterben mussten, hat er sich selbst nie verziehen und wäre wohl lieber an ihrer Stelle in den Flammen umgekommen. Auch was die Trennung von Tal und Hanna betraf, litt er sehr unter den Folgen, und fühlte sich irgendwie wie ein Scheidungskind, oder wie er es bezeichnete, als „Scheidungserwachsener". Johann war so ziemlich der klügste Kopf, den Tal jemals kennenlernen durfte, und wusste mehr von der Welt und vom Leben als jeder andere, den Tal zu seinen Freunden zählte. In der Woche nach Tals Klinikaufenthalt sollten die beiden vier Tage und vier Nächte gemeinsam in den Bergen verbringen. Vier Tage, die wohl zu den schönsten gehörten, die Tal dort oben verbringen sollte. Und auch wenn beide versuchten, dem Thema Hanna aus dem Weg zu gehen, so kamen sie spätestens nach der zweiten Hälfte der Flasche Zirbenschnaps, den Tal in den Wochen auf der Hütte literweise konsumierte, nicht mehr darum herum. Wie bereits gesagt, hat auch Johann eine Veränderung in Hannas Wesen beobachtet. Sie war in den letzten Jahren ein anderer Mensch geworden und so versuchte Johann Tal davon zu überzeugen, dass der Mensch, den er so innig liebte, vielleicht einfach gar nicht mehr der war, für den er ihn hielt, und dass die Hanna von früher so vielleicht gar nicht mehr existierte. So hatte sie beinahe zwei Jahre zugesehen, wie Tal neben ihr zu Grunde ging, und auch wenn ich verstehe, dass sie sich nicht auch noch um Tals Probleme kümmern konnte, so hätte sie doch einfühlsamer sein können. Als wäre ihr Herz erkaltet und Tal, wie es wohl viele Leute in seiner Situation getan hätten, bis zuletzt einem Geist hinterhergejagt. Einer Person, die nicht mehr die war, für die er sie hielt. Sie hatte ihn mehr verletzt als alle ausgedrückten Zigaretten auf seinen Armen, und als alle Schnitte mit Scherben zusammen dies jemals tun könnten. Nichts hatte ihn jemals so gekränkt wie Hannas Gleichgültigkeit um sein Wohlergehen, seine Depressionen und Todeswünsche in den letzten beiden Jahren ihrer Beziehung. Man muss aber auch dazusagen, dass Tal sich dabei wohl hauptsächlich an seine Erinnerungen und die Vergangenheit klammerte, wie er es auch sonst oft tat. Hanna war wohl auch zum Geist geworden und so zu einem schwammigen Abbild ihrer selbst. Und wie man weiß, kann man Geister nicht fangen und so suchte Tal bis zuletzt nach etwas, das er so wohl nie wieder finden konnte.

Wie gesagt fühlte sich Tal in den Tagen mit Johann aber relativ gut und entspannt, auch wenn er natürlich trotz Johanns Umsichtigkeit immer wieder in ein Loch fiel. Aber zumindest half er ihm jedes Mal wieder aus seinem Abgrund heraus. So etwa unterstützte ihn Johann auch dabei, eine neue Wohnung zu finden, für die Zeit nach der Hütte, nach seiner Katharsis, für einen ehrlichen Neuanfang. Auch hatte Tal eine Jobzusage in der Tasche, was seinem Tagesablauf, wie er hoffte, eine gewisse Regelmäßigkeit bringen sollte. All dies sollte schon in knapp einem Monat passieren. Vor nicht ganz einer Woche hatte er Hanna ein letzte Videobotschaft geschickt, in der er sich erneut erklärte und sie bat, ihm noch eine Chance zu geben. Aber nichts ist erbärmlicher, als zu versuchen, jemanden davon zu überzeugen, ihn ebenbürtig zu lieben, vor allem wenn dieser den anderen schon lange vergessen hat. Das wusste auch Tal, doch konnte er einfach nicht anders, als zumindest noch ein letztes Mal zu versuchen, ihre Aufmerksamkeit zu bekommen.

Wir schreiben Tag 27 in den Bergen und es begann schon langsam wieder frühlingshaft zu werden und auch der verhasste Schnee machte langsam den Blumen und der Wiese Platz. Als Johann schließlich die Hütte erreichte, begaben sich die beiden noch auf eine kurze Wanderung und fanden sich erst nach Sonnenuntergang wieder in der Hütte ein. Dann betranken sie sich fast zwei Tage am Stück. Da den beiden nie der Gesprächsstoff ausging, fiel es ihnen gar nicht mal wirklich auf, dass sie schon über 24 Stunden bei Bier und Schnaps saßen, auch wenn Johann dazwischen für einige Stunden eingedöst war. Tal vertrieb sich die Zeit mit Lesen und wartete bis sein Freund wieder zu sich kommen sollte. In der zweiten Nacht machten sich die beiden auf, um dem gegenüber am Berg liegenden Friedhof einen Besuch abzustatten und am Grab einer Person ein paar Kerzen anzuzünden, die Tal zwar niemals persönlich kennen lernen durfte, jedoch erheblich Einfluss auf sein Leben haben sollte: Georg Freud, dem ersten Mann seiner Mutter und Vater seiner beiden älteren Schwestern.

Der Friedhof war noch stark von Schnee beladen. Auch wenn es ein kleiner Friedhof war, fiel es Tal deshalb schwer das Grab zu finden, obwohl er ungefähr wusste, wo es liegen musste. Als das Grab jedoch erreicht war und endlich die Kerzen brannten, welche die beiden mitgebracht hatten, tranken sie noch ein Bier neben seinem Grabstein, wie Tal und ich das sonst an Finns Grab gerne gemacht haben, verhielten sich aber ansonsten aus Respekt vor den Toten ruhig und andächtig. Eigentlich sprachen sie die ganze Zeit über kein Wort. Etwa eine halbe Stunde standen die beiden da und verloren sich in ihren Gedanken. Ich bin mir fast sicher, dass die beiden in diesen bedrückenden Minuten hauptsächlich über ihr Leben und den Tod philosophierten. Jeder für sich und auf seine Art. Dazu braucht es keine Worte. Irgendwann war jedoch das Bier ausgetrunken und den beiden wurde zu kalt, weswegen sie schließlich den Heimweg antraten, aber in der Hütte noch eine Weile verweilten und redeten. Wie man sich vorstellen kann, ging es den beiden am nächsten Tag, nach etwa 36 Stunden des Trinkens, dementsprechend schlecht, weshalb sie den Großteil des nächsten Tages mit dem Anschauen von Filmen verbrachten, größtenteils alte Klassiker wie etwa *Vertrauter Feind,* den Tal auf Grund des Nordirlandkonfliktes schon immer sehr interessant fand, oder *The Doors,* ein Film, der auf der gleichnamigen Band basiert und Tal vor allem wegen der Dialoge und des rücksichtslosen Verhaltens von Jim Morrison faszinierte, welcher neben Kurt Cobain und Ian Curtis für ihn schon immer einer der wenigen echten Rockstars war. Am 30. Tag fuhr Tal mit Johann zurück in die Stadt, um dort mit ihm einen weiteren Abend zu verbringen.

An diesem Tag war die Abwesenheit von Hanna für Tal wieder besonders schlimm geworden, da sie in Johanns Wohnung doch auch viel Zeit zu dritt verbracht hatten, weshalb er sich mit allen ihm möglichen Mitteln aus dem Leben zu sprengen versuchte, was ihm mit einem halben Liter Schnaps, einer halben Kiste Bier und zwei LSD-Trips, die er seit dem leidigen Unfall mit Kim im Herbst unangetastet in seiner Geldtasche herumschleppte, schließlich auch gelang. Viel wusste er nicht mehr von den darauffolgenden Stunden, aber er wollte es schließlich so, nichts mehr spüren, nicht mehr denken zu müssen, um so für ein paar Stunden Frieden zu finden. Natürlich war das Erwachen am nächsten Tag erneut ein böses, auch wenn das etwas paradox klingen mag, da die beiden noch immer keine Minute geschlafen hatten. Zum Glück kam Tal kurz darauf zu etwas Kokain, welches er nun schon fast eine Woche nicht mehr konsumiert hatte und ihn etwas beruhigte. Auch fand sich ein Freund, der mit ihm die Reise zurück in die Berge antreten sollte, um mit ihm den Abend zu verbringen. Tal trippte noch immer etwas auf den zwei Acid-Blättchen, die er in der Nacht zuvor genommen hatte, weshalb die etwas über eine Stunde dauernde Autofahrt, auch wenn schlussendlich nichts passierte, zu einem unverhofften Martyrium verkam. Zudem musste er sich aufgrund der geplanten Wohnungsübergabe noch kurz mit seiner Vermieterin treffen, obwohl er immer noch etwas lallte und ihm die letzte Woche ins Gesicht geschrieben stand. Aber das ist eine andere Geschichte. Vor allem die Tunnel und Lichter auf der Autobahn machten ihn wahnsinnig, war er doch noch keinesfalls zurechnungsfähig, geschweige denn fahrtüchtig. Der nächste Abend verlief größtenteils so wie die der Tage zuvor und Tal trank wieder jede Menge Schnaps und Bier, vor allem, um sich bei Laune zu halten. Auch das Kokain erfüllte seinen Zweck und er war für wenige Stunden trotz der Umstände wohl guter Dinge. Zwar hatte er in derselben Nacht erneut einen wüsten Anfall von Selbstzerstörung, was mit drei klaffenden Wunden endete, die eigentlich genäht hätten werden sollen. Tal jedoch, wie er es schon zuvor einige Male getan hat, behandelte diese erneut nur mit Superkleber, was in seinen Augen eben auch nicht etwas großartig anderes wie etwa der Wundkleber war, den die Ärzte im Krankenhaus manchmal für solche Zwecke verwendeten. Zumindest wurde eben so die Blutung gestillt. Wunden dieses Ausmaßes gehen aber meist mit ziemlichen Schmerzen einher, weshalb Tal sich die nächsten Tage etwas schwer damit tat, wandern zu gehen. Aber auch Schmerz vergeht bekanntlich und Tal war sowieso gut darin, physische Leiden wegzustecken, weshalb die Geschichte mit den Schnitten schnell wieder verdrängt war. Jetzt konnte er ohnehin nichts mehr daran ändern, außer darauf zu achten, dass sie nicht wieder aufplatzen würden. Aber das war`s dann auch, schließlich war er gedanklich schon wieder ganz woanders und litt, nachdem sein Kumpel abgereist war, das erste Mal seit einer Woche wieder allein und still in der Hütte vor sich hin und verschwand so wieder ein Stück mehr.

12. Kapitel

To The Mountains, Solitude, Grief & The Sea

Was it because I never told you, I was going away
That you waited so long
Was it because your fucking dreams meant nothing to me
That you waited so long

It runs from the top of my fingers into my hands
What is it I have been drinking, I do not understand
I thought I'd lost you my brother, I'm so glad you came
My regards to the ones that I love I miss them, tell them I love them I miss them

KATATONIA – OMERTA

Eine von Tals größten Leidenschaften war schon immer das Reisen gewesen. Nicht nur während der Touren mit seinen Bands, auch so war er ständig auf Achse und hatte in den Jahren, bevor er verschwand, alle möglichen Orte dieser Welt besucht. Eine seiner ersten Reisen führte ihn, noch gemeinsam mit Nora, erst nach Madrid und im Laufe der Reise in die beschaulichen Hügel Nordspaniens, nach Torla-Ordesa, ein Ort mit nicht mal 500 Einwohnern, mitten in den Bergen, gleichzeitig aber auch das Tor zu den Pyrenäen. Es waren Landschaften unerreichter Schönheit, die Tal dort empfangen sollten, voller Wasserfälle, Bergkaskaden und blühenden Schwertlilien; ein Anblick, den er nie wieder vergessen sollte. Sie wanderten fast fünf ganze Tage durch dieses Gebiet, um schließlich eine von alten spanischen Hippies besetzte Stadt zu erreichen. Dies war mehr oder weniger auch das Ende ihrer Reise, weshalb sich die Gruppe rund um Tal des Abends in der einzigen örtlichen Bar einfand, betrank und die letzten Tage Revue passieren ließ. Keiner der dort ansässigen Personen konnte auch nur ein Wort Englisch und Tal hatte nach einem langen sentimentalen Monolog des Barkeepers, der ihm in den Armen lag, gerade mal das Wortkonstrukt *„Grande Cochones"* verstanden. Draußen brach ein Gewitter über die Berge herein, was alle Beteiligten sentimental werden ließ, weshalb sich zum Ende hin nicht nur Tal und der etwas aufdringliche Kellner etwas zu nahe kamen. Man erlaubte ihnen, mit ihren Schlafsäcken im Turm der zu einer Kletterwand umfunktionierten Kirche zu übernachten, eine einzigartige Möglichkeit, denn wer kann schon behaupten, mal in einem Kirchturm campiert zu haben? Schon bei der Abreise aus dem Dorf, der Kellner vom Vorabend chauffierte die Gruppe bereitwillig auf der Ladefläche seines Pick-Ups zurück nach Torla-Ordesa, schwor sich Tal, eines Tages an diesen Ort zurückzukehren. Aber so sollte es Tal im Laufe der Jahre noch öfter gehen. Denn wir lassen jedes Mal etwas von uns zurück, wenn wir einen uns liebgewonnenen Ort verlassen. Etwas, das wir nur dadurch wiederfinden können, indem wir dorthin zurückkehren. Aber ähnlich wie die verlassene Scheune in Jackson Hole, so sollte Tal auch die Stadt in den Bergen nie wiedersehen. Jedoch sollten dieser noch unzählige andere Reisen folgen und Tal noch an viele Orte führen, die so nun einen Teil seiner Geschichte erzählen. Ganz besonders hervorzuheben sind dabei die beiden mit Hanna unternommenen Roadtrips durch den Mittleren- und den Nordwesten der USA. Vor allem ersterer sollte gravierende Spuren hinterlassen.

Nie zuvor hatte Tal eine so weite und beeindruckende Landschaft gesehen. Vor allem die Gegend um die Grand Tetons hatte es Tal und Hanna angetan. Noch immer zählt der Tag, an dem Tal endlich seinen Lieblingsort auf der ganzen Welt, die „Mormon Barn" in Wyoming, besuchen sollte, zu den schönsten seines Lebens. Jahrelang hatte er sich auf diesen Moment gefreut und nun war er endlich angekommen, an einem Ort, der geistig für ihn schon immer irgendwie ein Zuhause war, auch wenn er ihn nie zuvor besucht hatte. Das Bild, in dem sich die beiden in den Nebelfeldern vor der Scheune küssen, ist und bleibt ihm wohl für alle Zeit das liebste auf der Welt und er würde wohl alles dafür geben, nochmal mit ihr dort zu sein. Auch die Grand Tetons hatten es ihm sehr angetan, weshalb die beiden mehrere Tage dort verbrachten. Einige Tage später sollten sie Cheyenne besuchen, eine kleine Stadt mitten im Nirgendwo von Wyoming, mit welcher Tal schon seit einigen Jahren eine Obsession hatte, eine Stadt, in der er ursprünglich einmal vor hatte, sie nur zu besuchen, um sich dort das Leben zu nehmen. Warum, wusste er nicht mehr, ihm hat wohl schlicht der Name und die Vorstellung gefallen. Doch Cheyenne sollte nicht der Ort seines Ablebens, sondern der seiner Geburt werden. Nie verstand er sich besser mit Hanna, nie waren sie mehr ein Herz und eine Seele als in diesen Wochen, die sie im Anschluss noch durch den Yellowstone Nationalpark und schließlich über Salt Lake City zurück nach Denver führen sollten, wo die beiden einige Wochen zuvor auch gelandet waren. Nichts konnte sie trennen und jede Minute ohne den anderen war für sie verlorene Zeit, denn nie liebten sie sich inniger als auf dieser Reise. Sie verstanden sich blind und planten in Gedanken bereits ihre Hochzeit, die sie, wie zu dieser Zeit angenommen, mit ihren besten Freunden als Trauzeugen an diesen magischen Ort in den Grand Tetons zurückführen sollte.

Ein Gedanke, bei welchem Tal mental schon im Begriff ist, zur Flasche zu greifen, da dieser Traum für immer der Vergangenheit angehörte, denn wie Torla-Ordesa sollte er auch die Grand Tetons niemals wiedersehen und auch die Mormon Barn sollte für ihn nur mehr in seinen Erinnerungen und auf alten Fotos existieren. Doch sollte er auch genau diesen Bergen dort am Ende der Welt Jahre später eines seiner letzten und emotionalsten Alben widmen, ebenso wie der Einsamkeit, dem Kummer und der rauen See.

Im Jahr darauf besuchten Hanna und Tal ein zweites Mal die USA. Dieses Mal folgten sie aber dem Highway 101 von Seattle über Portland bis in den Süden Kaliforniens folgen, einem der schönsten Küstenstreifen der ganzen Welt. Nach etwa 28 Stunden und einer durchzechten Nacht am Londoner Flughafen landeten die beiden endlich todmüde am Flughafen von Seattle, und nachdem sie den ganzen üblichen Schnickschnack bei der Einreise in die USA hatten über sich ergehen lassen, saßen die beiden endlich im Auto auf dem Weg zu den Snoqualmie Falls, nur wenige Meilen von Seattle entfernt.

Jeder der schon mal *Twin Peaks* gesehen hat, weiß von was ich rede und kennt den Wasserfall so wie das dazugehörige Gebäude, die des Öfteren in der Serie zu sehen sind. Die Grundstimmung zwischen den beiden war diesmal leider eine etwas andere, was vor allem an Tal lag, der spätestens seit dem letzten Sommer seine Depressionen nicht mehr wirklich im Griff hatte.

Alles begann mit einer Psychose im August, was ihn davon abhielt, seine Band auf deren erster Asien-Tournee zu begleiten. Eine Sache, die er bis zuletzt nur schwer hinnehmen konnte, da er sich monatelang auf dieses Abenteuer gefreut hatte. Sein psychischer Zustand erholte sich zwar in den Folgemonaten etwas, er war aber irgendwie nicht mehr der Mensch, der er noch im Vorjahr gewesen war. Sein Verschwinden begann wohl wirklich schon damals. Es schien fast so, als hätte er seine Leichtigkeit eingebüßt, und irgendwie hatte es den Anschein, als hätte er nie wieder zu seiner alten Form zurückgefunden.

Hanna tat damals noch ihr Möglichstes, um ihn aufzuheitern, und soweit ich weiß, gab es auch jede Menge schöne Momente auf dieser Reise, aber trotzdem schien es so als würde sich eine Art dunkelgrauer Schleier in Tals Verstand breit machen, der es ihm fast unmöglich machte, Freude zu empfinden, leider auch für die schönen Dinge, die er entlang der Küste sah. Wer weiß, welch großer NIRVANA-Fan Tal schon immer war, den verwundert es wohl kaum, dass eine der ersten Adressen nach einem kurzen Aufenthalt in Seattle Kurt Cobains „Heimatstadt" Aberdeen war, obwohl dieser Ort vor allem für amerikanische Verhältnisse eher einem Holzfällerdorf mit Zugang zum Meer glich. Die Brücke an den schwammigen Ufern der Whiskah, von welcher Tals Lieblings-Song *Something In The Way* handelt, hatte es den beiden besonders angetan, weshalb sie sich dort genüsslich und zu den Klängen NIRVANAS über eine Bluetooth Box eine Flasche Wein teilten, sozusagen um auf das kommende Abenteuer und die Wochen auf der Straße, die diesem Erlebnis folgen sollten, anzustoßen. Die beiden saßen dort einige Stunden und starrten in die stillen und sumpfigen Wasser der Whiskah, die eigentlich eher einem Bach als einem Fluss glich. Auch das zugehörige Schild zum bekanntesten Live-Album der Band, *From the Muddy Banks of The Whiskah*, durfte in ihren Erinnerungen nicht fehlen, weshalb sich die beiden dort gemeinsam auf den wunderschönsten Fotos porträtierten. Auch ritzte Tal einen Abschiedsgruß für Finn in den Balken der Brücke, welcher noch ein weitaus größerer NIRVANA-Fan gewesen war als er selbst. Der Wein war aber auch irgendwann alle und so wurde es wieder Zeit für die beiden aufzubrechen.

Die Küsten des 101 sind größtenteils wunderschöne Sandstrände, die sich in kurvigen Serpentinen gegen Süden an den Bergen und üppigen Mammutbaum-Wäldern entlangschlängeln. Wahnsinnig windig, aber immer einen kurzen Halt wert, da sich die Flora und Fauna doch alle paar dutzend Meilen nach und nach verändert, vor allem gen San Francisco hin. Aber noch sind wir nicht so weit. Wenn man sich etwas mit diesem Reiseziel auseinandersetzt, so wird man schnell einsehen, dass es weit mehr Sinn macht, die 101 von Norden nach Süden zu befahren, da es rechts ranfahren, um Fotos zu machen, um einiges einfacher macht, als wenn man die Strecke von Süden hinauffährt. Und soweit ich weiß, stoppten die beiden alle paar Meilen, da vor allem Tal seit jeher dazu tendierte, alles was er nur ansatzweise schön und interessant fand, um jeden Preis fotografisch festhalten zu müssen. Das Meer hatte es ihm schon immer angetan und noch nie zuvor war er ihm geistig so nah wie auf dieser Reise, denn auch wenn der Atlantik nicht zu verachten ist, der Pazifik stellte alles bis dato Gekannte in den Schatten. Auch eine Flaschenpost an Finn versenkte er rund um Olympia, Washington in einer abgelegenen Bucht in den Fluten. Und auch wenn er wusste, dass sie ihn, egal wo er war, niemals erreichen würde, so war dieser letzte Brief an einen seiner besten Freunde doch notwendig für Tal, um mit Finns Freitod endlich abschließen und ihn endlich gehen lassen zu können. Zumindest glaubte er das in diesem Moment.

Der nächste längere Halt der beiden war Eugene, Oregon, eine Stadt, die Tal, bis sie dort ankamen, nur aus Erzählungen kannte. Seit Beginn ihrer Reise hatten sich die beiden bezüglich des Alkohols, bis auf die eine Flasche Wein an den Ufern der Whiskah, ziemlich zurückgehalten, weshalb es in Eugene endlich Zeit war, sich etwas gehen zu lassen. Leicht angetrunken fanden die beiden eine etwas abgefuckte Bar, in der eine Art GRATEFUL-DEAD-Coverband spielte. Perfekt für diesen Abend. Da sich die Bar immer mehr mit eigenartigen Leuten zu füllen schien, kam Tal irgendwann auf die dumme Idee, sich nach Kokain umzuhören und das entsprechende Klientel ließ auch nicht allzu lange auf sich warten. Nach langem Hin und Her drückte Tal einem zahnlosen Typen mit speckigen Dreadlocks 60 US-Dollar in die Hand und wartete auf dessen Gegenleistung, die er nach etwas Warterei schließlich auch in Empfang nehmen konnte. Um nicht allzu sehr aufzufallen, steckte Tal den kleinen Plastikbeutel, in dem sich das Kokain befinden sollte, einfach in seine Tasche und ging wieder an die Bar zurück, ohne nachzusehen was der Beutel barg. Damit niemand auf die Idee kam, Tal könnte irgendeinen der Anwesenden an seinem weißen Schatz beteiligen, setzten er und Hanna auf ein Ablenkungsmanöver. Das taten sie, indem sie vortäuschten, sie würden sich lautstark streiten, um dann wortlos in die Nacht zu verschwinden. Lauthals lachend über den künstlichen Streit, den die beiden entfesselt hatten, kamen sie in ihrem Motel-Zimmer an, nicht ahnend, dass sie so richtig übers Ohr gezogen worden waren. In dem Baggy, das Tal von dem kaputten Typen bekommen hatte, befand sich nämlich nur ungefähr so viel Kokain, dass es für zwei Portionen reichte. Diese hatten dafür aber eine Spitzenqualität, weshalb Tal den Betrug schnell wieder vergaß und sich wieder an den wesentlichen Dingen erfreute: Betrunken zu sein, etwas high und in der Gesellschaft von Hanna. Gemeinsam am Ende der Welt. Wie im Sinne seiner zwanzigsten Lieblingsband NAGELFAR: Willkommen zu Hause...

Der nächste eher zufällige Stopp war eine Stadt namens Eureka, irgendwo im Redwood Forest, im Norden Kaliforniens. Eureka ist jedoch keine gewöhnliche Stadt, muss man wissen. In den 70er und 80er Jahren war die Stadt bei Touristen ein beliebtes Reiseziel, vor allem aufgrund der schönen viktorianischen Bauten, die es dort zu bestaunen gibt. Irgendwann Ende der 80er eroberte jedoch das Heroin vom Süden des Landes herauf die Straßen von Eureka, unter welchem die Stadt noch schlimmer litt als ein paar Jahre später Seattle. Heutzutage hat die Stadt noch ein unübersehbares Heroin-Problem, was sich darin äußert, dass man alle paar Meter auf einen Süchtigen trifft. Eigentlich wollten die beiden nur einen kurzen Zwischenstopp bei McDonalds einlegen, weil es dort immer gratis WLAN gab, um ihre weitere Route zu besprechen oder ihren Eltern Fotos von der Reise zu schicken. Der McDonalds an dem sie hielten war jedoch ebenfalls voller Junkies, weshalb es dort sogar eigene Securities gab. Das muss man sich mal vorstellen, Rausschmeißer bei McDonalds. Die meisten Junkies nutzten die Re-Fill-Funktion, die es in den USA bei jedem McDonalds gab. Sie kaufen am Morgen den größten Becher Limonade, der dort angeboten wird und verbringen den Tag damit Cola zu trinken und im Delirium mit den Köpfen auf den Tischen zu schlafen. Es war ein eigenartiger Anblick, vor allem als der erste Typ, der mit seiner Freundin vor Ort war, beide waren high bis in die Haarspitzen, mit seinem Kopf auf die Tischplatte klatschte. Tal, der über eine schräge Art schwarzen Humors verfügte, konnte sich im ersten Moment das Lachen nicht verkneifen, auch wenn er sich der menschlichen Tragödie dieser jungen Leute durchaus bewusst war. Hanna fand diesen Anblick etwas weniger lustig, weil sie diesbezüglich schon immer eine soziale Ader hatte und warf Tal einen bitterbösen Blick zu. Das Ding war, sobald einer der Junkies eingepennt, wie der zuvor genannte junge Mann mit dem Kopf auf die Tischplatte gekippt war oder generell von der Bank fiel, kamen die Securities ins Spiel und warfen jeden, der nicht mehr gerade sitzen konnte, aus dem Lokal. Wie man sich vorstellen kann, blieb der überwiegende Teil dieser Leute im 50-Meter-Umkreis auf der Straße liegen, was wirklich nicht schön anzusehen war und natürlich die Touristen vergraulte, weshalb Eureka in den letzten Jahrzehnten zu einer der ärmsten Städte in dieser Umgebung verkam.

Aber auch etwas außerhalb der Stadt traf man auf viele eigenartige Gestalten. Jugendliche und junge Erwachsene auf den Ladeflächen von Pick-Ups, die Teils krasse Gesichts-Tattoos, wie etwa Spinnennetze über Augen und Schläfe, tätowiert hatten und generell so aussahen, als wären sie auf dem Weg zur Charles-Manson-Farm, was im übertragenen Sinn nicht mal so unwahrscheinlich war, da dort oben die Gründe, trotz der wunderschönen Natur und der Nähe zu zig Nationalparks, ziemlich billig sind, weshalb junge Leute dort wie in einer Parallelwelt oft in Kommunen irgendwo in den Wäldern hausten. Auch Waffen wurden oft offen in Hosentaschen oder Gürteln getragen, damit jeder sie sehen konnte, was, soweit ich weiß, selbst in den größten Teilen der USA eigentlich verboten ist. In jedem Fall eine interessante Erfahrung, die den beiden im Gedächtnis bleiben sollte.

Von der nächsten Etappe ihrer Reise weiß ich recht wenig, ich weiß nur, wie sehr sie den Yosemite Nationalpark genossen, auch wenn im Mai, als die beiden dort aufschlugen, noch viele Pass-Straßen aufgrund des Schneeaufkommens unpassierbar waren. Auch vom Hunter's Cove, einem wunderschönem Strandabschnitt, den die meisten sicher von Bildern kennen, waren die beiden sehr angetan, obwohl die Sturmböen dort ein längeres Verweilen unmöglich machten. Der nächste Stopp sollte San Francisco sein. Nicht nur einmal erwähnte Tal in meiner Gegenwart, wie eindrucksvoll es war, am frühen Abend die Golden Gate Bridge zu überqueren. Erstmals sollten sie mehrere Tage an einem Ort bleiben und erkundeten zu Fuß die halbe Stadt, was bei der Größe San Franciscos ziemlich anstrengend ist, vor allem weil die Stadt um einen riesigen Hügel erbaut wurde und es einem so vorkommt, als würde man ständig nur bergauf laufen. Am letzten Abend wollten die beiden ein Konzert der Gruppe YAWNING MAN besuchen, eine der wenigen Stoner Bands, mit der auch Tal was anfangen konnte, die aber eine von Hannas Lieblingsbands war. Leider mussten YAWNING MAN kurzfristig absagen, weshalb das Konzert nur mit den verbleibenden anderen vier Bands stattfand. Trotzdem wurde es ein lustiger und feuchtfröhlicher Abend und ein idealer Abschluss für ihre Zeit in San Francisco. Am nächsten Tag machten sich die beiden auf den Rückweg nach Seattle, wo in etwa einer Woche ihr Rückflug gehen sollte. Die beiden hatten ihre Reise absichtlich so geplant, Seattle erst am Ende des Roadtrips zu besuchen. Auch hier waren sie die meiste Zeit zu Fuß unterwegs und beendeten die Reise erneut mit einem Konzert von drei lokalen Black-Metal-Bands, deren Namen ich nicht mehr weiß, oder vielleicht gar nie gewusst habe. Todmüde, aber glücklich sollten die beiden nach Österreich zurückkehren. Und auch wenn Tal am Anfang ihrer Reise meist niedergeschlagen und depressiv war, erholte sich seine Stimmung mit der Zeit, weshalb die Reise dann doch noch ein unvergessliches Erlebnis wurde. Wie eigentlich alles mit Hanna, da sie es immer irgendwie schaffte, ihn wieder aufzuheitern. Meist mit aus der Luft gegriffenen Scherzen und Sprüchen, was ihn oft zu Aussagen wie „diese Frau ist jeden Cent wert" verleitete. Meist brauchte es nur ihre Anwesenheit, um ihn glücklich und selig zu machen.

13. Kapitel

Almost Home

*You always asked me to move in with you
But your windows are too close to the ground
That I'd survive if I ever tried jumping out
Everything you wanted I tried my best to find it
Everyone you loved I tried my best to love...*

WHITE LIGHTERS – YOUNG LUNGS

Es war nur wenige Tage nach der ersten Amerika-Reise, als Hanna und Tal ihre erste gemeinsame Wohnung bezogen. Und auch wenn sie schon zuvor die meisten Tage und Nächte miteinander verbrachten, so war es für Tal doch so, als hätte er mit Hanna nicht nur emotional, sondern auch räumlich endlich das Zuhause gefunden, nach dem er sich all die Jahre gesehnt hatte. Nicht, dass er keine nahezu perfekte Kindheit gehabt hätte und seine Eltern alles dafür taten, ihm Geborgenheit und Sicherheit zu vermitteln, aber trotzdem fühlte er sich den überwiegenden Teil seines Lebens immer irgendwie heimatlos und auf ständiger Wanderschaft. Er war ein Getriebener, der es meist nie länger als drei Tage an einem Ort aushielt. Und egal was er tat, im tiefsten Inneren seines Herzens keimte fast ununterbrochen eine Art Aufbruchsstimmung, die ihn ruhelos und unausgeglichen wirken ließ. Mit Hanna veränderte sich Tal jedoch. Er hatte das fehlende Puzzleteil gefunden, das ihn auch länger als drei Tage an einem Ort halten konnte. Es hätte perfekt sein können, wären ihm nicht wieder seine Depressionen dazwischengekommen. Und weil es leider der Wahrheit entspricht: Zwei kaputte Menschen können sich entweder gegenseitig ergänzen, oder sie zerstören sich komplett. Da die neue Wohnung nicht weit von Hannas früherer entfernt war und Tal ohnehin schon fast alle seine Sachen bei ihr gelagert hatte, und er außer Platten und T-Shirts ohnehin nicht viel besaß, wurden alle gemeinsamen Freunde zusammengetrommelt, und der Umzug war in einem Tag erledigt. Selbst Tals Eltern unterstützten das Treiben, wo sie nur konnten.

Tal hat es schon immer begrüßt, wenn der überwiegende Teil der Wohnungsgestaltung von seiner Partnerin übernommen wurde, da er der Meinung war, dass Frauen diesbezüglich einfach einen besseren Geschmack haben als Männer. Vor allem Hanna hatte ein gutes Auge für Dinge, die anderen wahrscheinlich als unwesentlich erschienen.

Tal war sich nie ganz sicher, was genau für ihn „Heimat" bedeutete. Er hat in seinem Leben so viele Grenzen gesehen, dass dieser Begriff für ihn jegliche Bedeutung verloren hatte. Sein Leben war ein ständiges Hin und Her zwischen den Bergen der Gläsernen und den grauen Bauten der Zerbrochenen Stadt, wobei letztere für ihn stets nur Kompromiss war, denn weit mehr fühlte er sich dann doch in den Bergen zuhause. Wo viele seiner Freunde, wie etwa Finn, sich durch die hohen, oft bis in den Frühsommer hinein verschneiten Gipfel oft beengt und eingesperrt fühlten, so waren sie für Tal eine Art Festung, die ihn vor der Außenwelt beschützte. Auch das Meer vermittelte ihm, trotz seiner Weite, ein gewisses Gefühl der Geborgenheit, das für ihn mit nichts zu vergleichen war. Meist waren es aber eher andere Menschen, die Tal so etwas wie Heimat vermitteln konnten. Ich habe ja schon angesprochen, dass Tal die Frauen in seinem Leben stets idealisierte. Ich bin mir fast sicher, dass diese übertriebene Hingebung in direktem Bezug mit dem „sich zuhause oder aufgehoben fühlen" stand und nicht unbedingt mit dem jeweiligen Charakter zu tun hatte, weder bei Nora noch bei Hanna. Denn auch mit seiner Flucht in die Berge hat er eigentlich genau das bewiesen. Er negierte damit, dass es diese Gefühle jemals gegeben hat und alles bis zu einem gewissen Teil auch der Gewohnheit geschuldet war. Zudem hatte es auch damit zu tun, dass Tal einfach oft schlichtweg nur verliebt darin war, verliebt zu sein. Er brauchte dieses Gefühl, möglicherweise, weil er sich selbst oft nicht genug geliebt hat. In Hanna fand er beides, sowohl Trost als auch Halt, was eigentlich erklären sollte, warum er irgendwann ohne sie nicht mehr leben wollte.

Blöderweise fielen die nächsten Monate in der neuen Wohnung abermals in eine von Tals depressiven Episoden, die sich in unüberwindbarer Lethargie und Schwermut zu erkennen gaben. Auch wurde er psychotisch und konnte, wie bereits angesprochen, eine Konzertreise, auf die er sich schon so lange freute, aus gesundheitlichen Gründen nicht antreten, was seine psychische Verfassung weiter verschlechterte. Dann wurde auch noch Hannas Hund krank, der mittlerweile auch Tal ziemlich an Herz gewachsen war. Hanna fühlte sich von Tal in den Rücken gefallen, weil er nicht mit derselben Intensität um das Leben ihres Hundes kämpfen wollte, wie sie selbst es tat. Die beiden hatten aber auch einfach schlicht eine unterschiedliche Ansicht, was Tierliebe bedeutet. Hanna wollte alles tun, um ihren kleinen Schatten zu retten, der ihr nun schon seit beinahe zwölf Jahren folgte, während Tal das Ganze rationaler sah und das Tier erlösen wollte. Wie gesagt, er hätte hinter Hanna stehen sollen, keine Frage, aber das hat er natürlich erst verstanden, als es längst zu spät war, und sie sich bereits emotional von ihm entfernt hatte.

14. Kapitel

I'm A Ghost Now

Now and then I think of when we were together
Like when you said you felt so happy you could die
Told myself that you were right for me
But felt so lonely in your company
But that was love and it's an ache I still remember

GOTYE – SOMEBODY THAT I USED TO KNOW

Etwa am 32. Tag, nachdem er der Stadt und den Menschen, die er liebte, den Rücken zugekehrt hatte, wurde Tal ein weiteres Mal in der Klinik vorstellig, jedoch nur zu einem Kontrolltermin, bei dem seine Diagnose besprochen werden sollte. Tal wurde schon des Öfteren eine Bipolare Störung bescheinigt. Die Ereignisse der letzten Wochen und sein Verschwinden unterstrichen diese Diagnose abermals. Zudem stellten die Ärzte eine emotional instabile Persönlichkeitsstörung bei ihm fest und wie zu erwarten war, eine fehlende Krankheitseinsicht, was sein Konsumverhalten von Drogen und Alkohol betrifft, zumindest stand dies so in seinem Krankheitsbericht. Tal war das alles ziemlich egal, er hatte andere Probleme. Für ihn war es weitaus wichtiger, endlich vergessen zu können. Und wenn das nur mit Alkohol und Drogen möglich war, dann sollte es so sein. Und während Tal ein weiteres Mal alles hinter sich ließ und in die Berge zurückkehrte, kündigte sich ein weiterer Schneesturm an, der bei weitem schlimmer war als alle zuvor, auch wenn das fast schon unmöglich war. So war es Tal diesmal verwehrt, mehr als ein paar Meter vor die Tür zu gehen. Erneut war er gefangen und übte sich in der Kunst des Verschwindens, die er mittlerweile fast perfektioniert hatte. Bei dieser Gelegenheit erinnerte er sich an eine Geschichte, die ihm seine Schwester einst anvertraute, die in direktem Zusammenhang mit der Hütte und der Todesaura, die sie umgab, stand.

Zwei ihrer Freundinnen, die sich selbst so etwas wie übernatürliche Kräfte und hellseherische Fähigkeiten bescheinigten, hatten im Vorjahr im mittleren Stock der Hütte so etwas wie ein Geisterkomplott wahrgenommen, der wohl zu einer Jagdgemeinschaft aus dem frühen 19. Jahrhundert gehörte. Und auch wenn Tal nicht wirklich an diese Geschichte glaubte, so war sie für ihn doch ein weiterer Beweis, dass die dunkle Atmosphäre, die diese Gegend umgab, mit nichts vergleichbar war, dass man rational erklären konnte und vor allem nachts zu Trugschlüssen verleitete. Die beiden Freundinnen taten ihr Möglichstes, um die Geister zu vertreiben, was ihnen anscheinend auch gelang. So verschwanden sie irgendwann über die Treppe hinaus zum Vordereingang. Nur einer, der Geist eines sehr jungen Mannes, der nicht aufhören konnte zu weinen, blieb unbeirrbar auf dem Platz sitzen, den er eingenommen hatte und rührte sich nicht von der Stelle. Nach langem Betteln und Flehen suchte er wohl ebenfalls das Weite, verließ die Hütte jedoch im Vergleich zu seinen Kumpanen durch den Hintereingang, was wohl so viel bedeutet, als dass er eines Tages zurückkehren wird. Anscheinend steckt wohl eine tragische Liebesgeschichte dahinter, denn auch im an die Hütte angrenzenden Wald haben die beiden Frauen eine Erscheinung wahrgenommen, den Geist einer jungen Frau, die wohl in direktem Zusammenhang mit dem Kummer des jungen Mannes steht. Das Interessante an dieser Geschichte, so wenig Tal sie auch glauben mochte, ist, dass er diese Frau einst ebenfalls gesehen hat, im Alter von etwa acht Jahren - fast 25 Jahre, bevor er diese Geschichte erzählt bekam. Keine Ahnung, ob Kinder in jungen Jahren über ähnliche Fähigkeiten verfügen, aber der Umstand, dass auch Tal diese Frau gesehen hat, macht mich bis heute stutzig, so unglaubwürdig das Ganze auch sein mag. Jedenfalls hat Tal diese Geschichte beinahe jedem aufgetischt, der ihn in seiner Zeit in den Bergen besuchte, oft mit so großem Erfolg, dass er die jeweilige Person im Anschluss zu ihrem Auto begleiten musste, da sie sich nicht mehr trauten allein vor die Türe zu gehen.

Einer von Tals Urgroßvätern, der wohl aus einer ähnlichen Gegend stammte, in der sich auch die Hütte befand, war Wilderer gewesen. Eine Tätigkeit, die er der Legende nach vor allem dann ausübte, wenn sich der Rest des Dorfes sonntags in der Kirche befand. Wie es so ist im Leben, können solche Intermezzi lange gut gehen, aber irgendwann wird man erwischt, was im Fall von Tals Urgroßvater in einem Duell mit dem zuständigen Jagdaufseher endete, das für letzteren wohl tödlich ausging. Und obwohl auch eine dritte Person an diesem Waffengang beteiligt war und es sich wohl eher um eine Verwechslung im Dickicht des Waldes handelte, wurde die Schuld Tals Urgroßvater angedichtet, der sich von diesem Moment an auf der Flucht befand. So wurde in seiner Abwesenheit in dem Haus, dass er mit seiner Familie bewohnte, eine versteckte Kammer im Boden gefunden, in welcher er Gewehre und Munition aufbewahrte, was zu jener Zeit in den 1920er Jahren wohl einer Art Schuldspruch glich. Tals Urgroßvater selbst war jedoch schon längst auf der Flucht, auch wenn ihm seine Verfolger dicht auf den Fersen waren. Wir sprechen hier von einer Zeit, in der viele Menschen, so kurz nach dem 1. Weltkrieg, unter Hunger litten und wohl die Wenigsten deshalb der Wilderei nachgingen, weil sie irgendeine Art von Profit daraus schlagen wollten, sondern eher, weil sie und ihre Familien ansonsten ständig gehungert hätten. Tals Urgroßvater kämpfte sich derweilen von Unterstand zu Unterstand und sah sich von Tag zu Tag mehr mit seiner misslichen Lage konfrontiert, was ihn schlussendlich zu einer kompromisslosen Entscheidung verleitete. Denn als er, bereits am Rande des Wahnsinns, schließlich eine unbewohnte Hütte fand und seine Verfolger nicht mehr abzuschütteln waren, setzte er seinem Leben kurzerhand selbst ein Ende, indem er sein Gewehr zwischen zwei Stühlen verkeilte und so mithilfe einer Schnur den Abzug betätigte und sich so trotz der Länge des Gewehrlaufs selbst ins Gesicht schießen konnte. Es sollten einige Jahre vergehen, genauer gesagt war es der Tag, an dem die dritte, an dem Gefecht beteiligte Person in ihrem Sterbebett lag, dass der Öffentlichkeit offenbart wurde, dass es nicht Tals Urgroßvater war, der den Jagdaufseher erschoss, sondern der am Schusswechsel teilhabende Dritte. Natürlich hat das Tals Vorfahren nicht mehr wirklich was genützt, verschaffte ihnen aber sicherlich nachträglich eine Art Genugtuung. Denn wenn man das Dorfleben kennt, so weiß man, dass solche Geschichten nie vergessen werden, auch nicht Jahrzehnte später.

Aber auch Tals anderer Urgroßvater hatte eine interessante Geschichte zu erzählen. Als Ingenieur für Brückenbau war er im 2. Weltkrieg vorrangig als Pionier tätig. Und auch wenn heutzutage jeder behauptet, seine Großeltern wären Kriegsgegner gewesen, so hatte Tals Urgroßvater väterlicherseits wirklich wenig Interesse daran gehabt, auch weil er viel mehr zu verlieren hatte als nur Zeit und Verstand, seine besten Jahre im Morast Russlands und Polens einzubüßen. Vor allem, weil er absolut keinen Gefallen an diesem

Krieg fand, und lieber der Geburt seines Sohnes als Gefechten im Schlamm beigewohnt hätte. Im Endeffekt bestand der Großteil seiner Tätigkeit darin, die selbst mühselig erbauten Brücken wieder in die Luft zu sprengen, bevor der „Feind" sie einnehmen konnte. Und wie wir wissen, sind damals nicht nur die Nazis, sondern auch die Sowjets mit ihren Gefangenen nicht gerade zimperlich umgegangen. Tals zweiter Urgroßvater Albrecht sollte seine Familie erst 1948 wiedersehen, nachdem er nahezu fünf Jahre in russischer Gefangenschaft verbrachte. Bereits 1945 bei einer Art Gefängnisaufstand mit 30 anderen Gefangenen geflohen, wurde er an der heute bayrisch-österreichischen Grenze gefasst und wieder zurück in den Gulag geschickt, und das für drei weitere lange Jahre. Da er Architekt war und kein gemeiner Fußsoldat, wurde er zwar etwas besser behandelt als der Rest der Kompanie und bekam zumindest regelmäßig Wasser und Brot, trotzdem hatte er, bis sie ihn 1948 endlich in die Freiheit entließen, etwa 25 Kilo abgenommen und er war zuvor schon ziemlich schlank gewesen. Als er dann im Herbst 1948, nach Monaten des Fußmarsches, endlich wieder die Gläserne Stadt erreichte, rechnete niemand mehr mit ihm. Das letzte Lebenszeichen von ihm war ein Brief von Anfang 1943, weshalb seine Familie natürlich glaubte, er wäre gefallen. Ende 1948 klingelte es plötzlich bei der Wohnung, die Tals Urgroßmutter mit den beiden gemeinsamen Kindern bewohnte, weshalb seine Urgroßmutter zum Fenster hechtete, um nachzusehen, welcher Besuch sie erwartete. Es hat ein paar Augenblicke gedauert, bis sie realisierte, dass die hagere Gestalt mit eingefallenen Gesicht, die da unten auf der Straße stand, ihr eigener Mann war, weshalb sie kurzerhand in Ohnmacht fiel. Gott sei Dank gab es außerdem noch keinen neuen Mann in ihrem Leben, und so war die Familie nach all den trüben und aussichtslosen Jahren kurzerhand wieder vereint. Tals Urgroßvater hatte seinen Sohn noch nie zuvor gesehen und kannte sein Gesicht nur von den paar Fotos, die ihm seine Frau bis 1943 in Briefform zukommen ließ, bis schließlich der Kontakt abbrach. Tals Urgroßvater diente erst in Polen und kam, soweit sein Weg rekonstruiert werden konnte, schließlich über Danzig nach Norwegen und im weiteren Verlauf nach Russland, wo er an der Schlacht von Stalingrad teilnahm. So weit überliefert, wurde er dort gefangengenommen und mit Tausenden anderen per Zug in ein Kriegsgefangenenlager überstellt. Wer *So weit die Füße tragen* gesehen hat, kann sich in etwa vorstellen, wie das Ganze abgelaufen ist. Es muss der blanke Horror gewesen sein, und es dachte sich wohl keiner der Gefangenen, dass er dieses Martyrium mehr als ein paar Wochen überleben würde. Interessanterweise zeigen aber Höllenfahrten wie diese, zu was der Mensch fähig sein kann, wenn es ihm ums blanke Überleben geht. Man schleppt sich von Meter zu Meter und von Sekunde zu Sekunde weiter, stets mit einem Minimum an Hoffnung noch einmal seine Lieben zu sehen. Und wie wir aus der Geschichtsschreibung wissen, starb ein Großteil der Soldaten schon während der wochenlangen Zugfahrt nach Sibirien an Krankheiten und Unterkühlung. Ich bin keineswegs der Meinung, dass hier eine Seite besser oder grausamer war als die andere, hier geht es mehr um das Elend des Individuums, das wohl diesbezüglich kaum überboten werden kann, der Mensch jedoch in vielen anderen Kriegen, wie etwa Vietnam, eindeutig bewiesen hat, dass es immer noch schlimmer geht und die Menschheit aus der Geschichtsschreibung absolut nichts gelernt hat. Ein weiterer Grund, warum Tal die Menschheit hasste. Sie war unfähig, aus ihren Fehlern zu lernen und wird sich diesbezüglich wahrscheinlich auch nie ändern. Der Mensch ist schwach und uneinsichtig. Und ohne hier irgendwen zitieren zu wollen, aber die menschliche Dummheit ist definitiv unendlich. Tals Urgroßvater durfte noch beinahe 35 Jahre auf dieser Erde genießen, bevor es auch für ihn Zeit war, zu gehen. Tals Urgroßeltern sollten trotz eines immensen Kriegstraumas bis zu ihrem Lebensende ein Paar bleiben, auch wenn sein Urgroßvater nach seiner Heimkehr nie wieder über den Krieg sprechen und sein Trauma und die Hintergründe bis zu seinem letzten Atemzug unausgesprochen bleiben sollten.

Man fragt sich in diesem Zusammenhang aber wohl, wie es möglich ist, dass Liebe solche Schicksalsschläge und Jahre der Ungewissheit überdauern kann, und keine paar Jahrzehnte später führen meist Kleinigkeiten schon dazu, dass Beziehungen oder Ehen ohne Rücksicht auf Verluste wieder beendet werden. Man tauscht Partner wie elektronische Geräte oder Autos einfach nach ein paar Jahren gegen ein besseres Modell ein. Kompromisslose Liebe, wie die von Tals Urgroßeltern ist in der heutigen Zeit sehr selten geworden, was Tal und auch mich immer etwas traurig stimmte. Aber dies ist wohl schlicht dem heuchlerischen Abglanz dieser schnelllebigen Welt zu verdanken, die wir erschufen. Beständigkeit ist in den Hintergrund gerückt, denn die Menschen sind nicht satt zu kriegen und wollen immer nur mehr und mehr, ohne sich jemals die Frage zu stellen, ob sie vielleicht mit weniger glücklicher wären. Auch hier bezog sich Tal gerne auf Christopher McCandless, dem Protagonisten von *Into The Wild*, der zu Anfang seiner beinahe 2-jährigen Reise all sein Bargeld und seine Besitztümer (abgesehen von Büchern) in der Wüste verbrannte und sogar sein Auto dort zurückließ, um sich auf das Wesentliche zu konzentrieren; die Natur, das Leben und die Freiheit, ohne dabei jemals zurückzublicken. Manchmal ist es aber leider auch so, dass, wenn man allzu hartnäckig nach der Freiheit sucht, man nichts als nackte Einsamkeit findet, worin sich einmal mehr die menschliche Tragödie widerspiegelt.

15. Kapitel

Steal My Heart In The Summer

Sollen nicht in Fotoalben Bilder von vergang'nen Zeiten
Sich an mein Gesicht erinnern auf so vielen bunten Seiten?
Sollte nicht ein alter Freund, der mich schon kennt seit jenen Tagen
Antworten auf meine Briefe, antworten auf meine Fragen?
War da nicht auch Liebe und ein Herz, das meinem so verbunden?
Stetig geht mein Atem, doch ich bin aus ihrer Welt verschwunden...

AGRYPNIE – COGNITO ERGO SUM

Da diese Erzählung immer weiter voranschreitet und sich die Geschichten rund um Tal und mich immer mehr verdichten, werden sich sicherlich schon viele gefragt haben, welche Rolle ich in Tals Leben gespielt habe. Ich, Jannis Schall, war über viele Jahre neben einigen anderen Tals bester Freund, weshalb ich wahrscheinlich, auch weil ich ihn neben Elliot am längsten kannte, mehr Einzelheiten über sein Leben und sein Schaffen weiß als irgendjemand sonst. Es war ein wunderschöner, heißer Sommertag, als ich Tal das erste Mal in den Straßen der Gläsernen Stadt begegnete. Ich war erst vor einigen Tagen 14 geworden und Tal war nur einige Wochen jünger als ich. Wir verstanden uns auf Anhieb, was wohl vor allem unserer gemeinsamen Liebe für Black Metal geschuldet war, ein Genre, das bei anderen Gleichaltrigen zu dieser Zeit nicht sehr hoch im Kurs stand. Beide hatten wir noch nicht wahnsinnig viel Ahnung von Musik, ich hatte jedoch einen älteren Cousin, der uns beide geduldig in die Materie einführte. Es sollte nicht lange dauern, bis Tal und ich beinahe jeden Tag miteinander verbringen sollten. Oft übernachtete ich ganze Wochen bei ihm, weil die Gläserne Stadt einfach mehr zu bieten hatte, als das Bergdorf aus dem ich stamme. Auch Tals Mutter freute sich über meine Anwesenheit, da ich einen sichtlich positiven Einfluss auf ihn hatte, sodass es kein Problem für sie war, wenn ich ständig bei ihm unterkam. Zudem wusste auch ich, dass ich Tal gewissermaßen beschützen und ihn so vor allerlei Unheil bewahren würde. Oft saßen wir ganze Nächte in Tals Zimmer, tranken heimlich Bier, schließlich waren wir erst 15 und zeigten uns gegenseitig neue Bands, die wir entdeckt hatten. Dabei kristallisierte sich schnell eine Art Muster heraus, denn während Tals Geschmack zu jener Zeit noch immer stark von Punk-Bands wie M.D.C, DEAD KENNEDYS und allen voran den MISFITS geprägt war, tauchte ich eher in progressivere Gefilde ab, wie etwa jüngere EMPEROR-Veröffentlichungen, die bei Tal zu jener Zeit eher Kopfschmerzen verursachten. Witzigerweise sollte es etwa ein Jahrzehnt später genau umgekehrt sein, ich dem Punk verfallen und Tal neben dem üblichen Black-Metal-Zeugs, das er schon immer hörte, sich hauptsächlich dem Post Rock verwandten Klängen widmen. Er wurde auch nie verlegen darum, immer wieder zu betonen, dass Post Rock ihm einst das Leben gerettet hat, vor allem im Herbst, der Tals suizidalem Sommer folgen sollte und die Musik von Bands wie GOD IS AN ASTRONAUT, IF THESE TREES COULD TALK oder CASPIAN ihm den Lebensmut zurückgaben, den er glaubte, verloren zu haben. Zeit unseres Lebens sollten wir uns aber fast durchgehend mit neuen Bands und Musik vertraut machen, weshalb unsere Plattensammlungen mehr als nur ein paar Parallelen hatten. So hörten wir beide fast nie Bands, die der andere nicht auch mochte, was ich rückblickend ziemlich erstaunlich finde, da ich nie für möglich hielt, dass man sich über Jahrzehnte derart gegenseitig beeinflussen kann. Diesbezüglich wundert es wahrscheinlich auch niemanden, dass Tal und ich über Jahre hinweg in denselben Bands spielten. Vor allem in den Anfangstagen waren wir beide geradezu fanatisch, wenn es darum ging an neuen Songs zu arbeiten. Beide schätzten wir die Geradlinigkeit und Kompromisslosigkeit des Black Metals, weshalb auch wir in dieser Hinsicht sehr radikal, leider aber etwas stümperhaft zu Werke gingen. Was sich jedoch schon zu dieser Zeit herauskristallisierte, war, dass Tal auch schon in den Anfangstagen seines kreativen Schaffens sehr viel mehr Wert auf seine Texte legte, als die meisten anderen Hobby-Musiker, weshalb er sich bis zuletzt eher als „Poet" (was wohl eher im Sinne Bukowskis zu verstehen ist) sah, denn als wirklicher Musiker. Unsere ersten Gehversuche waren deshalb, wie zu erwarten, relativ holprig, und auch Tals Texte einerseits zu martialisch und andererseits so pathetisch, dass es eigentlich zum Fremdschämen war. Trotzdem sind wir dabeigeblieben, weshalb zumindest nach ein paar Jahren auch Songs entstanden, die man zumindest annähernd veröffentlichen konnte. Was damals schon auffällig war, ist, dass Tal wohl schon in frühen Jahren gegen ein Loch in seinem Herzen kämpfte, was vor allem in lyrischer Hinsicht schwer übersehen werden konnte. Das Heimtückische daran ist aber, wenn man ein Loch in seinem Herzen hat, muss man es mit irgendetwas füllen. Und wenn man es nicht mit Liebe füllen kann, dann mit etwas anderem. Und auch wenn ich selbst Drogen nie so zugetan war wie Tal in späteren Jahren, so war ich doch bei seinen „ersten Malen", unabhängig von der Substanz, meistens irgendwie zugegen. Und wenn Tal diesbezüglich schon kein guter Einfluss war und unter anderem wegen ihm der Drogenkonsum in unserem Freundeskreis immer akzeptierter wurde und mehr und mehr auszuarten drohte, so war es wohl Finn, der Tal zu den blöderen Aktionen überredete.

Finn fand es immer schon lustig, wenn andere Leute, egal ob Drogen oder Alkohol, über ihre Verhältnisse konsumiert haben. Nicht selten hatte er diesbezüglich auch direkten Einfluss darauf und hat in den meisten Fällen zusätzlich den schadenfrohen Voyeur mit der Kamera gespielt, der dieses zweifelhafte Treiben für die Ewigkeit festhielt. Ein beliebtes Trinkspiel, das die beiden in den Jahren vor Finns Tod gern gespielt haben, nannten sie: „Auf was war ich?" Wie man sich vielleicht schon denken kann, ging es darum anhand von Videos oder Fotos zu erkennen, welche Drogen der andere in diesem Zusammenhang konsumiert hatte, was meist nicht schwierig zu erkennen war. Auch Finn hatte, wie Tal viele Jahre später, schon zu Schulzeiten den Ruf, dass wenn man zu viel Zeit mit ihm verbrachte, sich rund um ihn ein Abgrund auftun würde, was vor allem bei Klassenkameraden, die eigentlich unauffällig waren, nicht zu übersehen war. In der ersten Klasse der Oberstufe, also etwa im Alter von 14 Jahren und im selben Jahr wie ich und Tal, lernte Finn Adam und Elias kennen, wobei Tal und die beiden letztgenannten sich schon aus der Unterstufe kannten. Alle vier, Tal eingeschlossen, besuchten nun dieselbe Klasse. Elias war eigentlich immer ein talentierter Sportler gewesen. Diese Passion fand jedoch ein jähes Ende, als Finn in sein Leben trat. Elias war sehr leicht zu beeinflussen und Finn wusste schon immer, man bedenke die Geschichten mit Tal, wie man Leute zu fragwürdigen Aktionen überreden konnte.

Und so ergab es sich, dass keine vier Wochen, nachdem die beiden Banknachbarn wurden, Finn Elias dazu überredete mit ihm Engelstrompetentee zu trinken, einen hochgiftigen Cocktail, der in der falschen Dosierung selbst Pferde töten kann. Auch Tal, Adam und ich ließen uns dazu verleiten, weshalb der Abend rückblickend eine drastische Wendung nahm. Vor allem Elias reagierte sehr empfindlich auf das Gesöff und befand sich danach etwa drei Tage in einer Art Parallelwelt. Und während Tal nur farbenblind war und ich in einen imaginären Fernseher starrte, mutierte Elias zu einer Art Echsenmensch, der jeden Bezug zur Realität verloren hatten. Nichts ahnend machten sich seine Eltern am nächsten Morgen auf, um Einkäufe zu erledigen, als seine Mutter plötzlich, man muss bedenken, Elias Mutter war Ärztin, einen Anruf von ihm bekam. Er meinte, sie solle nicht so verantwortungslos sein und ihm endlich verraten, wo sie in der Wohnung die Tabletten gegen die Pest versteckt hat, da sich für ihn das Wohnzimmer nach und nach mit Pestleichen füllte. Auch seinen Vater glaubte er darunter, was Blödsinn war, schließlich war dieser mit seiner Mutter in irgendeinem Supermarkt. Alarmiert durch diesen ungewöhnlichen Anruf, beschlossen seine Eltern ohne Umschweife den Heimweg anzutreten, der jedoch einige Zeit in Anspruch nahm, da sie etwa eine Stunde im Stau standen. Elias beschloss in der Zwischenzeit ein Erholungsbad zu nehmen, vergaß seine Idee jedoch im selben Moment wieder, weshalb der Wasserhahn der Badewanne ungehemmt weiterlief und sich daraus ein ähnliches Szenario wie am Ende von *Fear & Loathing in Las Vegas* ergab. Auch eine Pizza, die Elias sich einbildete in den Ofen schieben zu müssen, wurde im selben Moment wieder vergessen, weshalb der Großteil der Wohnung schließlich unter Wasser und Rauch stand. Elias selbst war zu dieser Zeit schon längst über alle Berge und unterhielt sich direkt unter Tals Kinderzimmerfenster mit Sträuchern und imaginären Menschen. Von Tal, der sich etwa drei Stockwerke über ihm befand, darauf angesprochen, was er da mache, erschreckte sich Elias beinahe zu Tode, glotzte ihn ein paar Sekunden an, dann zischte er wie eben eine Echse und rannte so schnell er nur konnte in irgendeine andere Richtung. Tal reagierte sofort, nahm seine Beine in die Hand und versuchte ihn zu verfolgen, jedoch ohne Erfolg - Elias war verschwunden. Auch seine Eltern, nachdem sie ihr Möglichstes taten, den Schaden in der Wohnung zu minimieren, konnten ihn bis zum Abend nicht finden. Der zweite Tag, nachdem Elias den Giftcocktail getrunken hatte, verlief relativ harmlos. Blöderweise war er durch die Engelstrompeten aber noch immer ziemlich kurzsichtig, was sich nicht besonders gut mit der am dritten Tag folgenden Mathe-Klausur vertrug, so dass Elias kurzerhand die Lesebrille seines Vaters in Beschlag nahm, damit er zumindest die Umrisse der Zahlen und Fragestellungen erkennen konnte. Er bekam eine 2- und bis heute weiß niemand, wie er das in diesem Zustand angestellt hat, denn ein brillantes Genie war Elias im Vergleich zu Finn zu keiner Zeit seines Lebens, aber immerhin.

Die beste Geschichte der beiden ereignete sich jedoch einige Jahre später und ist an Heftigkeit fast nicht zu überbieten. Beide hatten jeweils eine Schwester und während die von Elias ein paar Jahre älter war, war die von Finn etwa zwei Jahre jünger. Bei allen Beteiligten hielt sich der Altersunterschied also in Grenzen. Finn und Elias' Schwestern hielten seit einigen Monaten lose Kontakt, bis Finn irgendwann nach einer alkoholgeschwängerten Nacht gemeinsam mit Elias' Schwester im Bett landete, was von Elias nicht unbemerkt blieb. Und nachdem Elias mit den Worten „Das zahle ich Dir heim" das Zimmer verließ, wurde nie wieder über diese Nacht gesprochen. Bis Elias einige Jahre später seine Drohung wahrmachen sollte. So stand er eines Tages, fast bis zu Besinnungslosigkeit betrunken, unter Finns Fenster, der zu dieser Zeit noch zuhause wohnte, ebenso wie seine Schwester. Und obwohl er nicht wollte, Elias jedoch nicht damit aufhörte Kieselsteine gegen sein Fenster zu werfen, gab er irgendwann nach und ließ ihn ins Haus. Mit der Annahme, Elias würde einfach nur einen Platz brauchen, wo er schlafen konnte, legte Finn sich wieder in sein Bett, schließlich kannte Elias das Haus und würde sich in puncto Bettwäsche und Schlafplatz nach den hunderten Nächten, die er in der Vergangenheit schon dort verbracht hatte, wohl selbst zu helfen wissen. Elias hatte aber andere Absichten und verschwand ohne Umschweife in dem Zimmer von Finns Schwester. Es war erst am nächsten Morgen, als Finn - verdutzt, da er Elias nirgends finden konnte - die Zimmertür seiner Schwester öffnete und Elias ihn mit den Worten „Jetzt sind wir quitt!" begrüßte. Es waren ungefähr drei Jahre, die Elias gewartet hatte, um Finn die Nacht, die er mit seiner älteren Schwester verbracht hatte, heimzuzahlen. Wenn das nicht die Signatur eines Psychopathen trägt, was dann? Irgendwo existieren zudem noch Fotos, die Finn von dem schlafenden Elias nackt im Bett seiner kleinen Schwester geschossen hat. Ein Voyeur mit Kamera eben. Geschenkt haben sich die beiden selten etwas.

Etwa um dieselbe Zeit, als Finn ständig die Autos seiner Eltern entwendete, kamen wir auf eine weitere glorreiche Idee. Warum nicht maskiert in der Gegend herumfahren und mit Finns Gewehr Autoscheiben und Reifen einschießen? Am beliebtesten waren dabei die etwa 1x1 Meter großen Kreuzungsspiegel, weil diese, nachdem sie getroffen wurden, so schön abblätterten. Selbst die Reifen eines Baggers haben wir eingeschossen, allen voran Finn, für den es in dieser Nacht kein Halten mehr gab, da er stets, wenn ihm etwas Spaß machte oder sein Blut vor Adrenalin kochte, es immer wieder und wieder tun wollte. Aber seine Ideen waren eben stets destruktiv gewesen und wir, seine treuen Jünger, folgten ihm auf Schritt und Tritt und unterstützten ihn bei seinen Vorhaben. Zu diesem Zeitpunkt hatte uns die Polizei zwar bereits ausgeforscht, konnte uns aber nichts beweisen. Mittlerweile sind diese Schandtaten aber zum Glück verjährt, denn diese Schäden zu bezahlen wäre nicht gerade billig und wir höchstwahrscheinlich vorbestraft. Ein anderes Mal, in einer Nacht- und Nebelaktion, zog Finn, da er nicht schlafen konnte, mit einer blauen Spraydose, die er noch von den Autoschäden in der Garage versteckt hatte, los zu einer an sein Haus angrenzenden Unterführung, um sie mit einem Graffiti zu besprühen, wenn man dieses abstrakte Gemälde so bezeichnen mag. Er zeichnete einen riesengroßen Schweinekopf mit einem Durchmesser von etwa zwei Metern an die Mauer und unterstrich diesen mit den Worten: *„Willkommen in der Schweinestadt",* da auch Finn ein sehr zwiespältiges Verhältnis zu seiner Heimatstadt hatte, was ihn des Öfteren zu solchen und ähnlichen Aktionen motivierte. Das Schwein hielt sich beinahe zehn Jahre, und wurde erst kurz vor Finns Tod von der zuständigen Gemeinde übermalt. Bis zu Tals 28. Geburtstag. Nachdem wir beide und eine Freundin Tals, die er noch aus der Schule kannte, erst einige Stunden an Finns Grab eine Whiskeyflasche herumreichten, hatte Tal die glorreiche Idee, runter zum Fluss zu gehen, wo sich früher Finns Schweinekopf-Graffiti befand. Die Gemeindearbeiter hatten ihren Job damals nicht sonderlich gut gemacht, weshalb die Umrisse von Finns Zeichnung noch leicht durch den grauen Anstrich schimmerten. Nachdem wir in Tals Keller eine Spraydose aufgetrieben hatten, machten wir uns ans Werk, um in Finns Gedenken sein Graffiti wieder aufleben zu lassen. Es sollte ein paar weitere Jahre dauern, bis der Schweinekopf endgültig verschwinden sollte, so zierte er die „Schweinestadt" aber insgesamt wahrscheinlich 12-13 Jahre. „Schweinestadt" ... solche Beschreibungen konnte sich nur Finn ausdenken.

16. Kapitel

These Nights Were Ours

Was bleibt, sind viele Worte, deren viele nicht geschrieben
Was bleibt, sind schöne Bilder, die fast alle nicht gemalt
Und Träume, die verwahren, was noch wartet auf Erfüllung
Und die Hoffnung, dass noch irgendwann der alte Glanz erstrahlt
Was bleibt, sind diese Zeilen, die mehr fühlen als sie sagen
Was bleibt, sind diese Lieder, die aus tausend Träumen klingen
Und vieles wird verloren sein, und keiner wird es finden
Doch irgendwer wird irgendwann noch diese Lieder singen

NOCTE OBDUCTA – UND PAN SPIELT DIE FLÖTE

Nachdem Tal und ich endlich die Schule beendet hatten, stand es uns frei zu tun und zu lassen was wir wollten. Von dem, was uns die Zukunft bringen sollte, hatten wir aber etwas unterschiedliche Vorstellungen. Tal war die Zerbrochene Stadt immer ein Dorn im Auge, sie lag einfach zu weit entfernt von seinen geliebten Bergen. Er sah jedoch auch die Vorteile, die eine Großstadt bot, weshalb wir etwa ein Jahr nach dem Abitur gemeinsam mit einem Kumpel und Tals damaliger Freundin Nora dort hingezogen sind. Tal hat sich der Allgemeinheit gefügt und da Nora auch für diesen Umzug war, war es nicht mal ein allzu schlechter Kompromiss für ihn gewesen, auch wenn es ihn im Vergleich zu uns auffällig oft zurück in seine Heimatstadt verschlagen sollte. Tal war weit aus tiefer dort verwurzelt, wo er aufgewachsen war, als irgendjemand sonst von unserer überschaubaren Gruppe von Freunden. Auch hat er, außer den Leuten, die er von früher kannte und die ebenfalls dort wohnten, nie wirklich neue Freunde gefunden, weshalb er erst recht immer wieder den vierstündigen Weg in die Heimat antrat. Er sollte in diesem ersten Jahr, in dem seine ständige Wanderschaft zwischen der Zerbrochenen und der Gläsernen Stadt erstmals für andere unzumutbare Formen annahm, wieder viel Zeit mit Elliot verbringen. Dies war auch die Zeit, in der sich Tals Rastlosigkeit für andere bemerkbar machte. Zudem begann er an sich und seinen Entscheidungen zu zweifeln. An der Aufnahmeprüfung zum Psychologie-Studium war er unter anderem aufgrund der ganzen Numerus-Clausus-Flüchtlinge aus Deutschland kläglich gescheitert, und auch die Beziehung zu Nora war weit weniger harmonisch als er sich das vorgestellt hatte, was seine übermäßige Unruhe noch verstärkte. Wie gesagt, er verbrachte in diesen Tagen viel Zeit mit Elliot, was bekanntlich meist in einem Desaster endete.

Elliot und Tal hatten, wahrscheinlich weil sie sich schon von Kindheit an kannten, immer eine sehr eigenartige Dynamik, die es so nur zwischen den beiden gab. Man könnte sie fast mit einem alten Ehepaar vergleichen, das oft stundenlang nichts Besseres zu tun hat, als den jeweils anderen mit ausgelutschten Geschichten von früher aufzuziehen oder aneinander herumzumeckern. Dieser Dualismus war für einige ihrer Freunde oft so unerträglich, dass es etwa im kleineren Rahmen oft nicht erwünscht war, dass die beiden zu nah aneinander saßen. Aber was solche Dinge betrifft, so war Tal immer schon ein dankbares Opfer und ließ sich leider oft viel mehr gefallen als noch im Rahmen war. Auch sein Kumpel Sam wusste das genau, weshalb er vor allem in den Wochen und Monaten bevor Tal in den Bergen verschwinden sollte, aufgrund seiner psychischen Probleme gerne auf ihm herumhackte. Irgendwann habe ich mal irgendwo gelesen, dass es in zwischenmenschlichen Beziehungen gar nicht mal selten vorkommt, dass manche Menschen zu denjenigen, die ihnen am nächsten stehen, oft am fiesesten sind, da sie darauf vertrauen, dass ihnen sowieso verziehen wird. Irgendwann kannte ich auch mal den psychologischen Begriff dafür, aber heute würde ich wohl nicht mehr darauf kommen. Aber eben auch die Beziehung zwischen Tal und Elliot folgte einem interessanten Schema. In der Serie *How I Met Your Mother* wurde es als „Revertigo" bezeichnet. Auch wenn manche Menschen sich ewig nicht gesehen haben, kann es in speziellen Beziehungen vorkommen, dass die entsprechenden Individuen auch nach Jahren des Abstands sofort wieder in alte Muster und Verhaltensweisen verfallen. Auch Tal und Elliot waren geistig immer wieder 14, wenn sie sich trafen, auch wenn dazwischen manchmal Monate vergingen, in denen sie keinen Kontakt zueinander hatten. Aber kommen wir auf Sam und den Abend zu sprechen, an dem sie sich das erste Mal über den Weg laufen sollten.

Sam kannte Tal schon von diversen Konzerten und war wie er ein irrsinnig fanatischer Black-Metal-Anhänger, vor allem was den ureigenen Stil der 90er Jahre betraf. Tal war, wie jedes Mal zuvor, wenn ihm Sam über den Weg laufen sollte, aber wahrscheinlich schlichtweg zu besoffen, um sich an ihn zu erinnern, weshalb es wohl prägendere Umstände erforderte, dass er ihn im Gedächtnis behielt. Ich habe vergessen warum genau, aber aus irgendeinem Grund verlief sich Tal auf dem Nach-Hause-Weg von einer Bar in ein etwa vier Mann großes Aufgebot der hiesigen Polizei, die gerade dabei waren, seinen späteren Kumpel Sam zu verhaften, ich nehme mal an es war wegen irgendeiner Schlägerei. Sam, der ihn wie gesagt vom Sehen her kannte, war aber selbst an diesem Abend nicht der Nüchternste, weshalb er ihm schon von weitem zurief. Tal ließ sich natürlich nicht lange bitten und stürzte sich mitten ins Handgemenge.

So haben sich die beiden kennengelernt. Und da sich Tal nicht so leicht überreden ließ, das Weite zu suchen und wieder seine eigenen Wege zu gehen, hätten ihn die freundlichen Polizisten beinahe auch in die Ausnüchterungszelle gesteckt. Vom Typ her konnten die beiden eigentlich nicht unterschiedlicher sein. Tal sensibel und emotional, Sam eher ruppig und barsch, oder wie er sich selbst oft bezeichnete: etwas krampfhaft. Dieser Begriff ist in diesem Zusammenhang schwer zu erklären, wenn man Sam aber kennt, dann weiß man von was ich rede. Manchmal konnte er schlicht seine oft sehr hoch gesteckten Ideale nicht erfüllen, weshalb er eher auf sich selbst wütend war als auf andere. Tals und meine Lieblingsszene mit Sam spielte sich dabei ein paar Jahre nach ihrem Kennerlernen in einer beliebten und gut besuchten Bar in der Neinsager-Stadt ab.

Während Sam an diesem Abend eigentlich überhaupt nicht auf Streit aus war, hörte irgendein besoffener Typ, den wir alle noch nie gesehen hatten, nicht auf, ihn zu provozieren und sie immer wieder aufzufordern ihren Penis herauszuholen und auf den Tisch zu legen, um zu sehen wer den längsten hat. Natürlich ist erst niemand auf diesen Blödsinn eingestiegen. Irgendwann aber wurde es Sam zu bunt und er tat so als würde er wirklich seinen Schwanz aus der Hose holen, damit der Typ dies auch tun würde. Als dieser dann wirklich sein bestes Stück auf den Tisch legte, hob Sam seine Faust und schlug ihm mit voller Wucht auf sein Glied. Aus irgendeinem Grund war das für uns alle der Startschuss die Bar schlagartig zu verlassen. Soweit ich mich erinnern kann, haben Tal und ich noch Tage über den Gesichtsausdruck dieses bekloppten Typs gelacht. So etwas kann man sich nicht ausdenken.

Die Freundschaft zwischen Sam und Tal war, wie man mittlerweile vielleicht vermuten mochte, eine sehr intensive, die von vielen Höhen und Tiefen geprägt war. Das ging viele Jahre so, bis sie einige Monate bevor Tal die Stadt verließ, endgültig zu bröckeln begann. Sam fehlte es schlicht an Verständnis für Tals trübsinnige Ader und seine Schwermut und ging deshalb oft relativ hart mit ihm ins Gericht. Und auch wenn beide so taten, als wäre alles in Ordnung zwischen ihnen, trog doch der Schein. Sam, dessen Lebensgefährtin, sowie Tal und Hanna waren seit jeher ein unzertrennliches Vierer-Gespann gewesen und bezeichneten sich selbst als eine Art Indianerstamm. Nach dem Ende von Tal und Hannas Beziehung blieb von dieser Konstellation aber nicht viel übrig, weshalb Tal noch mehr trauerte und sich irgendwie verstoßen fühlte. Er kannte Sam schon viel länger, aber irgendwie waren die beiden nach Tals und Hannas Trennung eher ihre Freunde geworden, was er bis zu einem gewissen Grad auch verstand. Er war Sam in den letzten Jahren einfach zu oft auf die Nerven gegangen mit seiner Todesobsession, seinen eigenartigen Einstellungen und vor allem seinem Kokain-Konsum. Diese Einsicht macht aber natürlich das Endresultat nicht besser. So hatte Tal neben Hanna auch zwei seiner besten Freunde verloren, auch wenn das vielleicht so nicht wirklich der Wahrheit entsprach, aber für Tal fühlte es sich irgendwie so an. Zum Beispiel haben sie zu Tals Geburtstag jedes Jahr ein paar Tage in der Hütte verbracht. Eine Tradition, die wohl unter diesen Umständen der Vergangenheit angehört. Wie gerne hätte Tal die Zeit zurückgedreht, um seine Fehler zu korrigieren, wie gern hätte er die gemeinsame Reise nach Prag mit seiner großen Liebe Hanna und seinen Freunden angetreten, die er sich so sehr gewünscht und von der er jahrelang geträumt hatte. Tal war untröstlich und musste sich gleichzeitig eingestehen, dass er ganz unten angekommen war, zurück in seiner persönlichen, größtenteils selbst erschaffenen Hölle. Und trotz allem, was er in den letzten Monaten durchleben musste, würde er sie wieder zurücknehmen und ohne Vorwürfe in seine Arme schließen. Ohne Frage. Denn irgendwie fühlte er sich nicht, als hätte er sie je verloren. Nicht mal annähernd. Sie war immer da und würde auf ewig in ihm weiterleben, sie würde für ihn, im Vergleich zu Nora, nie seine Ex-Freundin sein. Denn dort wo seine Rippen einen Käfig formten, dort wo sein Herz noch immer im Rhythmus ihres Namens pochte, lebte sie weiter. Und er hoffte, sich zumindest diese Erinnerung bewahren zu können. Zumindest diese eine...

17. Kapitel

The Rain We Bleed

Happiness is only real when shared.

CHRISTOPHER McCANDLESS

Kommen wir nochmal auf unseren gemeinsamen Umzug in die Zerbrochene Stadt zu sprechen. Wie man sich denken kann, haben wir unsere ersten Monate dort meist damit zugebracht Konzerte zu besuchen und uns mit unseren Kumpels zu betrinken. Da Tal die meiste Zeit mit uns und nicht mit Nora verbrachte, begann es in ihrer ohnehin schon fragilen Beziehung zu kriseln. Denn während er sich voll und ganz in einer Sturm-und-Drang-Phase befand, gehörten diese Tage bei Nora längst der Vergangenheit an und sie wünschte sich ein ruhigeres Leben, dass eher auf Paar-Aktivitäten und dergleichen zentriert war. Gemeinsam in Museen und auf Flohmärkte zu gehen und solche Dinge, die Tal meist schlichtweg zu langweilig waren, was nicht heißt, dass Tal nicht kunstinteressiert gewesen wäre. Nicht nur deshalb war Tal in einem ständigen Dilemma. Auf der einen Seite wollte er natürlich Nora nicht verlieren, da die beiden schließlich auch gerade erst zusammengezogen waren, und auf der anderen Seite hatte er ständig das Gefühl, er würde irgendetwas versäumen, würde er nicht mit seinen Freunden um die Häuser ziehen. Auch ein Problem mit Nora war, dass sie Tals musikalisches Schaffen nicht wirklich ernst nahm und jedes Mal, wenn er zur Gitarre griff, eine riesige Diskussion vom Zaun brach, da sie seine Musik als zu laut und stressig empfand. Klar ist Black Metal nicht jedermanns Sache, Tal war es aber selten mit etwas ernster als sich mit dieser Art der Musik und seinen Texten selbst zu verwirklichen. Lange Zeit war Tal zudem der Überzeugung, dass er Texte nur in betrunkenem Zustand verfassen könne, was Nora zusätzlich bitter aufstieß. Denn wer trinkt schon alleine zu Hause Bier und stellte sich so auf die gleiche Stufe mit einem Alkoholiker. Alkoholismus hatte in Noras Familie eine lange Tradition, weshalb ihre Reaktion auch irgendwie wieder verständlich war. Natürlich wollte Tal mit knapp 20 Jahren das nicht wirklich einsehen, weshalb er etwa zu dieser Zeit des Hausfriedens Willens mit seinen Heimlichkeiten begann. Wahrscheinlich wäre eine gleichaltrige oder jüngere Freundin für Tal sinnvoller gewesen, aber auch diesbezüglich gab es seinerseits kein Einsehen, schließlich liebte er Nora, und obwohl er oft darüber nachdachte, ob ihre Beziehung auch auf lange Sicht halten würde, hätte er sie niemals verlassen können. Nora nahm ihm diese Entscheidung einige Monate später jedoch ab, räumte die gemeinsame Wohnung und zog zurück in das Haus ihrer Eltern, wo sie sich in den Jahren vor Tal den Keller zu einer Wohnung ausgebaut hatte. Für Tal folgten dieser Trennung sechs Monate der Depression, Trauer und des Alkoholismus. Er trank fast jeden Tag, aß und schlief über Wochen fast gar nicht, weshalb er schnell in eine psychotische Episode abzurutschen drohte. Mit selbstverletzenden Handlungen hatte er bereits vor einem Jahr wieder begonnen, was Nora schon damals abgeschreckt hatte. Auch betonte sie schon Monate, bevor sie ihn verließ, ihre Drohungen wahrzumachen, würde er nicht damit aufhören, sich zu schneiden und sich endlich Hilfe suchen. Tal war zuvor schon einmal bei einem Psychiater gewesen, der ihm eine Bipolare und eine emotional instabile Persönlichkeitsstörung diagnostiziert hatte. Eine Gesprächstherapie brach er nach nur zwei Sitzungen wieder ab, sehr zur Enttäuschung Noras, die mit seinen psychischen Problemen noch weit weniger umgehen konnte als später Hanna. Zudem fand sie Wunden und Narben abstoßend, im Gegensatz zu Tal, für den jede Narbe für eine Geschichte oder einen Lebensabschnitt stand.

18. Kapitel

Bloodmines

Als der erste Blitz wie ein Riss über den Himmel ging, griff das Mädchen nach der Hand des jungen Mannes und drückte sie fest gegen ihre Brust. Der Donner bellte gereizt über den Dächern, und die beiden Menschen schlossen für einige Sekunden die Augen. Es roch nach Angst.

WOLFGANG BORCHERT

Nach seinem Kontrolltermin in der Klinik und nachdem er endlich eine neue Wohnung gefunden hatte und auch der schlimmste Schneesturm des Jahres endlich vorüber ging, begann Tal, sich das erste Mal nach Monaten wieder etwas besser zu fühlen und das Gesicht von Hanna begann mit jeder Stunde mehr in die Ferne zu rücken. Er begann wieder zu essen und dachte für etwa 48 Stunden, dass er das Gröbste hinter sich hätte, als sie ihm erneut im Traum erschien, vor dem Hintergrund eines Schmierentheaters, das irgendwie in Zusammenhang mit dem Amoklauf von Columbine stand. Die Träume in denen Tal von Krieg und Gewalttakten fantasierte, häuften sich in den letzten Tagen und Wochen. Und obwohl er im Traum meist selbst eine Waffe in der Hand hielt, war es immer entweder so, dass sie versagte oder er seine Peiniger verfehlte. In diesem Fall Eric Harris und Dylan Klebold. Und obwohl diese Erzählung diese Traumsequenz definitiv nicht nötig hätte, fand er die Situation und das Geträumte trotzdem so passend für seine derzeitige Lebenslage, dass er sie nicht für sich behalten wollte, auch weil es in seinem Traum in erster Linie darum ging, Hanna vor Eric und Dylan zu retten, und nicht seine eigene Haut.

Diese stand selbstgerecht rauchend in irgendeinem Klassenzimmer, dass von den Attentätern noch überwiegend verschont geblieben war. Retten lassen wollte sie sich aber nicht, sie brauche niemanden, der sie nach draußen geleitet, komme allein zurecht und schickte Tal wieder fort. Absurd, aber wie gesagt, für seine Lebenslage bezeichnend. Auch träumte Tal ständig von Abgründen und davon, abzustürzen, was wohl unterbewusst auch einiges zu sagen hatte.

Es war mittlerweile der 37. Tag in den Bergen angebrochen, als Tal nach nahezu zwei Tagen der Zuversicht erneut von Panikattacken heimgesucht wurde, die wesentlich schlimmer waren als die in den Tagen vor der Klinik. So schlimm, dass ihm auch sein viel geschätztes Lorazepam nicht mehr helfen konnte. Glück im Unglück, dass ihm während des Schneesturms ein guter Bekannter und Besitzer eines Pick-Ups netterweise mit etwas Kokain versorgte und es ihm sozusagen direkt vor die Haustür lieferte. Kokain war noch immer das beste Mittel gegen seine Depressionen, wenn die Zeitabstände, in denen es wirklich etwas half, auch von Tag zu Tag kürzer wurden. Tal streckte sich sein wahrscheinlich ohnehin schon mit jeder Menge anderer Mittel versetztes Kokain meist noch zusätzlich mit Schüßler-Salzen, da es ihm lieber war, er würde ein paar Tage länger damit über die Runden kommen, als dass das Zeug übermäßig potent wäre, auch wenn man das von österreichischem Koks eher selten behaupten konnte. Denn wenn man in einem Binnenland wohnt, wo der nächste Hafen hunderte oder tausende Kilometer entfernt liegt, wurde das Zeug im Normalfall schon öfter gestreckt als man an einer Hand abzählen kann. Nun gut, für Tal war das in seiner Situation gerade nicht übermäßig wichtig, da bei seinem übermäßigen Konsum sicher auch ein gewisser Placebo-Effekt im Spiel war. Dabei war er Kokain in den Anfangstagen seines „Experimentierens" nicht mal sonderlich zugetan und vertrat über Jahr hinweg die Meinung, dass Kokain eine Droge von und für Arschlöcher war, da sie in erster Linie Leute anzog, die sowieso schon ein Problem mit ihrem Ego hatten. So wie man bei vielen Kiffern den Eindruck hat, sie könnten jede Sekunde mitten im Satz einschlafen, hat man oft bei Koksern das Gefühl, sie würden gleich abheben, weil alles an ihnen irgendwie überheblich wirkt. An das erste Mal, als sich Tal eine Line Kokain gegönnt hat, konnte er sich aber noch sehr gut erinnern, weil es wie so oft in seinem Leben eine Nacht war, die ihm unvergesslich bleiben sollte.

Finn und Elias besuchten ihn in seiner Wohnung in der Zerbrochenen Stadt. Es war schon fast Mitternacht und die beiden hatten während irgendeines Techno-Konzerts, ich glaube es war PENDULUM, mächtig getankt, Pillen geschmissen und, probieren wir es mal schonend auszudrücken, ein relativ beleibtes Mädchen im Schlepptau, mit der sie abwechselnd herumknutschten. Irgendwo auf dem Weg vom Konzert zu Tals Wohnung, oder vielleicht sogar noch während des Auftritts von PENDULUM, hatte Finn von irgendeinem Straßendealer Kokain gekauft und da er diesbezüglich bereits Erfahrung hatte, bediente er sich reichlich daran. Auch Tal und Elias ließen sich nicht lange bitten, wobei das auch für Elias sicher nicht die erste Line des Abends war. Irgendwann machte das Kokain die beiden so scharf, dass sie kurzerhand mit dem Mädel ins Bad verschwanden, sie aufs Waschbecken hievten und abwechselnd bumsten. Und während Tal das ganze Geschehen wie üblich ziemlich lustig fand, hatte seine Freundin Nora, mit der er zu diesem Zeitpunkt noch zusammenwohnte, keine wirkliche Freude an der Sache, vor allem, weil sie sich vor einem kaputten Waschbecken und einem damit verbundenen Wasserschaden fürchtete. Das Ganze ging etwa eine halbe Stunde und war aufgrund der Lautstärke, die das Mädel in puncto Gestöhne an den Tag legte, kaum zu überhören, auch nicht für Tals Nachbarn. Verrichteter Dinge kamen die beiden inklusive Anhang irgendwann ins Wohnzimmer zurück und zogen gemeinsam das restliche Zeug. Irgendwann hatte das Mädel aber zum Glück genug von den beiden und verschwand in die Nacht. Was danach passierte, könnte man so wahrscheinlich am ehesten als „Morgengrauen" bezeichnen, da die beiden ein ziemliches schlechtes Gewissen hatten, ob denn alles was sie mit diesem Mädel getrieben hatten, auch von ihrer Seite so gewollt war. Und dreist, wie Finn fast zu jeder Sekunde seines Lebens war, schrieb er ihr kurzerhand eine SMS. Keine Ahnung, wann sie Nummern getauscht hatten, aber scheinbar hatte er sie in seinem Handy gespeichert. Es schien aber so, als wäre sie mit allem einverstanden gewesen, da sie sich bei den beiden für den netten Abend bedankte und sie darum bat, sich doch wieder zu melden, wenn sie das nächste Mal in der Stadt sein sollten. Was soll man dazu noch sagen? Für Tal endete diese Nacht mit einem ziemlich heftigen Streit mit Nora, weshalb er sich noch am selben Tag mit den beiden anderen Idioten kurzerhand in Richtung Gläserne Stadt aufmachte. In wenigen Tagen sollte Weihnachten sein und Tal freute sich schon sehr seine drei Schwestern wiederzusehen.

Ich glaube, dies ist nun der richtige Moment, auch vor dem Hintergrund des Titels dieses Kapitels, um auf Tals eigenwilliges, oft fast böswilliges Streitverhalten zu sprechen zu kommen, dass er zwar auch bei Hanna, aber vor allem bei Nora an den Tag legte. Obwohl man zu seiner Verteidigung sagen muss, dass Nora ihm dafür ein gutes Vorbild gewesen ist, da sie diesbezüglich meist absolut hemmungslos war und Tal um nichts nachstand, ganz im Gegenteil. Auch war es was Tal betrifft eher angelernt, als dass es seinem Naturell entsprach. Es ist nicht so, dass Nora eine bösartige Persönlichkeit hatte, sonst wäre Tal wohl nicht fast zehn Jahre mit ihr zusammen gewesen. Wenn sie jedoch ihre Meinung kundtun musste, dann tat sie das lautstark und voller Inbrunst. Und da die beiden meistens gegensätzlicher Meinung waren, stritten sie fast jeden Tag. Deswegen verwundert es wohl kaum, dass Tal dieses Schema auch in seiner Beziehung mit Hanna fortsetzte, dessen er sich leider oft nicht bewusst war. Das Problem ist dabei meiner Meinung nach aber nicht das Streiten an sich, sondern wenn ein Streit zu keiner positiven Veränderung führt, oder zumindest ein Kompromiss, den beide Parteien für sinnvoll erachten, daraus hervorgeht. Ironischerweise stritt Tal, von einigen wenigen gröberen Meinungsverschiedenheiten mal abgesehen, eigentlich nie mit seinen Freunden. Generell ging er Konflikten meist ziemlich geschickt aus dem Weg. Warum es sich jedoch in seinen Beziehungen anders verhielt, lässt sich nur schwer erwägen. Die Dynamik ist eine andere, als wenn man „nur" befreundet ist, und so waren Tal und Hanna ziemlich sicher nicht die Einzigen, die vor allem in der Zeit der Pandemie oft so heftig stritten, dass die Fetzen flogen. Das Ganze ist aber nie in Gewalt ausgeartet, wie es bei manchen anderen Paaren oft der Fall war, und hättet ihr die beiden gekannt, dann wüsstet ihr, dass sie sich was ihren allgemeinen psychischen Schaden betrifft, um nichts nachstand, auch wenn Hanna oft und gerne behauptete, Tal wäre der Gestörte von den beiden. Und ja, Tal war definitiv ein Psycho, aber sicherlich auch einer der netten Sorte, der Konflikte eher mit Vernunft zu lösen versuchte. Was die Streiterei betrifft, so fühlte sich Tal nach dem Scheitern ihrer Beziehung ziemlich schlecht und wünschte, Hanna mit ähnlicher Geduld behandelt zu haben, wie er es auch bei seinen Freunden tat. Und auch mit dem Risiko, dass diese Aussage bezogen auf Liebeskummer ziemlich anmaßend klingen mag, so fühlte er sich einige Monate nach dieser Geschichte doch ein wenig, als wäre er in den Krieg gezogen und hätte einen Teil von sich dort gelassen. Denn schon als die beiden noch zusammen waren, lebte er stets mit der Angst, sollte sie ihn jemals allein zurücklassen, würde nicht viel von dem Menschen übrigbleiben, der er einst war, was sich wie wir mittlerweile wissen, in seinem übermäßigen Alkohol- und Drogenkonsum bemerkbar machte. Aber Whiskey und Kokain waren eben schlichtweg leichter zu schlucken als der Umstand, dass sie nie zu ihm zurückkehren sollte. Er hatte sein Leben lang auf sie gewartet, deshalb wollte er auch, dass sie blieb. Er hatte sein Leben lang auf sie gewartet, deshalb wollte er nicht, dass sie ging. Leider ist aber am Ende wohl das ganze Leben ein einziger Akt des Abschieds oder des Gehenlassens und jede Liebesgeschichte bis zu einem gewissen Punkt immer auch eine tragische. Tal war, wie wir wissen, noch nie gut im Sich-Verabschieden, weshalb er sich auf Partys meist heimlich Schuhe und Jacke anzog, um grußlos Reißaus zu nehmen, was seine Freunde meist erst bemerkten, wenn er schon lange zur Tür hinaus war. Das schlimmste diesbezüglich waren für Tal jedoch die Abschiede, die mit einem „letzten Mal" verknüpft waren. Um ihn an dieser Stelle zu zitieren: „Man sollte nicht Bescheid wissen über die letzten Male. Denn wir neigen dazu, sie zu verklären, und ihnen mehr Bedeutung beizumessen als ihnen eigentlich innewohnt." Was hätte er dafür getan, um nur noch ein letztes Mal neben Hanna einzuschlafen und wieder neben ihr aufzuwachen. Wenn ihr Kopf an der Stelle seines Herzens ruhte und ihres und das seine endlich wieder im Einklang nebeneinander schlagen würden.

19. Kapitel

Eating Glass

A cigarette and a drink
To burn away my night
And keep the ache in my chest
His candle burning bright
He was the air in my lungs,
The man that I will never be
He was the blood in my veins

I quit believing in heaven
I found no savior in nothing
I gave away my faith
When I gave my brother a coffin
Let me be damned

DEFEATER – NO SAVIOR

Kommen wir nochmal auf einen der vorherigen Absätze zu sprechen: die Woche, nachdem Finn und Elias Tal in der Zerbrochenen Stadt besucht und jede Menge Unfrieden gestiftet hatten. Weihnachten lief für Tal recht unspektakulär ab. Natürlich hatte er sich mit Nora wieder versöhnt und die beiden beschlossen, bis nach Neujahr in den Bergen zu verweilen. Und trotz der leichten Antipathie, die Nora gegen Finn und Elias nach dieser fragwürdigen Nacht entwickelte, gab sie der Bitte Tals nach, mit den beiden und ein paar anderen Bekannten in Finns Wohnung ins neue Jahr hinein zu feiern. Und maßlos, wie Finn, Elias und Tal waren, war es noch nicht mal 21 Uhr, als die Party bereits dabei war zu eskalieren, was auch jede Menge lustige Fotos im Nachhinein bezeugen konnten. Noch waren jedoch alle friedlich und warteten geduldig auf das Taxi, dass die Truppe kurz vor Mitternacht in die Gläserne Stadt bringen sollte, um dort in einem Lokal weiter zu feiern. Es war nur wenige Minuten vor Mitternacht, als die Situation endgültig eskalieren und dem Abend eine katastrophale Wendung geben sollte. So traf Nora, die schon immer radikal linke Ansichten vertrat, auf einen alten Bekannten, der in den letzten Jahren, anscheinend durch einen Bundesheereinsatz im Tschad, zum Neonazi geworden war und Punkt Mitternacht neben etwa 200 Mitfeiernden plötzlich die rechte Hand zum Hitlergruß hob und unverständliche Parolen brüllte. Da sonst niemand auf dieses Verhalten zu reagieren schien, machte Nora kurzen Prozess und spuckte dem Typen ins Gesicht, worauf dieser ihr, ohne zu zögern mit voller Wucht mit der Faust auf die Nase schlug. Tal und die anderen waren zu diesem Zeitpunkt gerade auf der Straße vor dem Lokal, weil es ihnen drinnen schlichtweg zu voll war, weshalb sie das Geschehene nur aus Noras Sicht, die im Anschluss blutüberströmt aus dem Lokal stolperte, interpretieren konnten. Tal hatte sie schon im Vorfeld gewarnt, sich nicht mit diesem Typen anzulegen, weil er wusste, dass er auch nicht davor Halt machte, Frauen zu schlagen. Tal und Adam schmiedeten sofort Rachepläne. Sein Freund Adam hatte eine ziemlich kaputte Kindheit gehabt und musste unter anderem zusehen, wie sein Vater seine leibliche Mutter in einem Streit mit dem Hals auf die Eisenbahnschienen seines Heimatkaffs drückte und damit drohte, so lange dort auszuharren, bis der nächste Zug kommen würde. Dies war wohl einer der Gründe, warum Adam, obwohl nicht gerade stämmig der groß, ständig auf Krawall gebürstet war und auch zuschlagen konnte, weil er einfach flink und brutal war. Als irgendwann auch der Typ aus dem Lokal torkelte, der Nora ins Gesicht geschlagen hatte, zögerten Adam und Tal keine Sekunde. Tal schlug ihn so lange mit dem Kopf gegen die Scheibe des Lokals, bis er sich nicht mehr rührte. Es sollte eine von insgesamt nur drei Schlägereien sein, in die Tal Zeit seines Lebens geraten sollte, unter anderem, weil er sich stets zum Pazifismus bekannte und mit Gewalt generell nichts anzufangen wusste. Er war aber auch nicht so blöd, die zweite Wange hinzuhalten, weshalb er sich in solchen Situationen zumindest zu verteidigen versuchte. Was Adam, Tal und ihre Kumpels bis zu diesem Zeitpunkt jedoch nicht bedachten, war, dass der Typ wohl kaum allein in dem Lokal war, worauf sie sich kurzerhand von etwa fünf anderen Typen umzingelt sahen, die, wie sollte es bei ihrem Glück anders sein, ebenfalls beim Bundesheer waren und die beiden in Nahkampf-Manier regelrecht massakrierten. Vor allem Adam kam auf seine Kosten, weil es, wie ich später erfuhr, auch schon davor eine Fehde zwischen mehreren der Konkurrenten und ihm gegeben hatte, weshalb sie es auf ihn besonders abgesehen hatten. Tal bekam dafür jedes Mal, wenn er einen der Typen von Adam runterzuziehen versuchte, erneut einen Faustschlag mitten auf die Zwölf und sah jedes Mal für einige Sekunden Sterne. Finn, der für gewöhnlich bei Schlägereien sofort am Start war, war leider nirgends aufzufinden, weshalb die beiden auf sich allein gestellt waren. Elias saß verzweifelt auf dem Gehsteig vor dem Lokal, schüttelte den Kopf, und wiederholte immer nur die Worte: „Das wird teuer, das wird teuer!" Er ging wohl davon aus, dass irgendwem die Zähne ausgeschlagen werden. Dazu kam es aber zum Glück nicht, dass irgendwann, wenn auch viel zu spät, die Polizei auftauchte und die Angreifer in die Flucht schlug. Wie aber von Landpolizisten zu erwarten, verloren sie keinen Gedanken daran, die Meute zu verfolgen, ganz im Gegenteil hackten sie eher auf Adam und Tal herum. Und während Tal nur leichte Blessuren von ihrer Auseinandersetzung davontrug, wie zwei blaue Augen und zwei aufgeplatzte Lippen, so hatte sich Adam das Handgelenk gebrochen, was er jedoch aufgrund seines überhöhten Alkoholspiegels erst am nächsten Morgen bemerkte. Nach einem Lokalwechsel und den staunenden Blicken der anderen Gäste, was wohl mit ihnen passiert war, da auch sie blutüberströmt waren, feierten sie jedoch noch bis in die frühen Morgenstunden weiter und verloren bis dahin keinen Gedanken mehr an das Geschehen. Das Erwachen am nächsten Morgen war aber, wie so oft bei Tal kein gutes, was nach dieser Nacht vorprogrammiert war, und so war er mal wieder eine Erfahrung reicher auf die er eigentlich verzichten könnte.

Was Adam betrifft könnte ich noch mit jeder Menge Geschichten auffahren, die mal mehr, mal weniger lustig waren. Ich werde mich auf zwei davon beschränken, die mir besonders im Gedächtnis geblieben sind. Die erste Geschichte ereignete sich vor etwa zehn Jahren, als Adam gerade arbeitslos war, seine Wohnung verlor und für einige Monate zurück zu seiner Mutter ziehen musste. Nach einer wilden Kneipentour blieb er irgendwann, als es schon hell wurde stockbesoffen in einer Schneewechte liegen und schlief ein, was bei den Temperaturen im Winter rund um die Gläserne Stadt auch böse enden kann. Adam hatte jedoch Glück im Unglück und wurde von zwei netten Polizisten gefunden, die wohl etwa im selben Alter waren wie er. Irgendwie schaffte er es, sich mit Händen und Füßen so weit zu artikulieren, dass er den Polizisten vermitteln konnte, wo er zu Hause war. Es war schon nach 7:00 Uhr morgens, als die beiden Polizisten, eng umschlungen von dem noch immer fast besinnungslosen Adam, an die Tür seiner Mutter klopften, die das Szenario in etwa folgendermaßen kommentierte: „Adam, endlich bist Du zu Hause, ich habe mir schon solche Sorgen gemacht. Und nein, Du brauchst nicht fragen, es ist kein Problem, wenn deine beiden Freunde auch bei uns übernachten." Womit wohl die beiden Polizisten gemeint waren. Naja, was das betrifft, so fällt der Apfel wohl nicht weit vom Stamm. Wie hätte aus Adam ein normaler, funktionierender Erwachsener werden sollen, wenn schon seine Mutter so neben der Spur ist? Die zweite unverwechselbare Adam-Geschichte spielte sich, soweit ich mich erinnern kann, etwa im selben Zeitraum ab wie die erste. Adam war wie gesagt arbeitslos und ständig voll wie eine Haubitze. Obwohl Adam ansonsten meist nur Bier oder Wein trank, hatte es ihm in diesen frustrierenden Monaten vor allem der Wodka angetan, was er, sagen wir mal eher mittelmäßig vertragen hat. Seit dem Ende seiner Schullaufbahn ein paar Jahre zuvor schmachtete Adam einem Mädel hinterher, dass er aus der Schule kannte. Bis zu jenem Abend erfolglos. Da die Gute an Adam in puncto Vollrausch in nichts nachstand, schienen sich endlich Chancen aufzutun, die Adam jedoch befürchtete durch seinen Zustand wieder zu versauen, spätestens in der Horizontalen, da auch für ihn irgendwann der Punkt kommt, an dem er keinen mehr hochbekommen würde. Adam fuhr mit dem Mädchen zu ihr nach Hause, wo sie sich auszog und irgendwann nur noch in Unterwäsche vor ihm stand und sagte: „Schlag mich Adam! Schlag mich!" Jeder normale Mensch hätte ihr mit der flachen Hand auf den Arsch oder bestenfalls leicht ins Gesicht geschlagen. Nicht aber Adam, der ihr nach etwa zehn Sekunden des Zögerns, ohne Vorwarnung in den Bauch boxte. Dass das Mädel danach ziemliche Magenschmerzen hatte und zwischen den beiden nichts mehr gelaufen ist, brauche ich wahrscheinlich nicht extra zu erwähnen. Lustigerweise war diese Geschichte eine Art Selbstläufer und verbreitete sich über die Monate und Jahre im ganzen Tal, beziehungsweise unter den Leuten, die Adam kannten. Er hat das Ganze zwar bis vor wenigen Jahren abgestritten, irgendwann ist er dann aber doch eingeknickt und hat die Story zumindest seinen engsten Freunden in voller Länge geschildert. Ein Situationsbericht, der aus erster Hand natürlich noch um einiges detaillierter ausgefallen ist, als jener, den das Mädel ihren Freundinnen zugetragen hat. Ein Klassiker. Aber für Adam bestenfalls Mittelmaß.

20. Kapitel

One Day You Will Ache Like I Ache

*Wenn ich wüsste, dass es nach dem Leben weitergeht,
würde ich erst gar nicht sterben.*

MATTHIAS BELTZ

Zurück in den Bergen, war der 40. Tag begleitet vom gefühlt hundertsten Schneesturm über Tal und seine Hütte hereingebrochen. Er wusste, dass die Tage, in denen er sich dort oben dem Verschwinden hingeben konnte, bald der Vergangenheit angehören würden. Doch Tal hatte Angst in die Realität zurückzukehren und vor dem was ihn dort erwarten könnte. Er hatte keine Lust zum 15. Mal in seinem doch noch recht kurzen Leben umzuziehen, und vor allem wusste er, dass er nicht so weitermachen konnte wie zuvor. Seine Sehnsucht nach Hanna wandelte sich in diesen Stunden zu Wut, auch wenn dieses Gefühl nur von kurzer Dauer war, denn im tiefsten Inneren seines Herzens wusste er, dass er sie immer noch liebte. Und auch wenn er es ihr nicht direkt wünschte und eigentlich auch nicht wirklich an Karma glaubte, so hoffte er doch in diesen Stunden, dass auch sie eines Tages so verletzt werden würde, dass auch sie durch ihre eigene Hölle gehen musste, auch wenn sie selbst wohl glaubte, dies schon als Jugendliche, nachdem sich ihre Eltern scheiden ließen, getan zu haben, aber das hatte mit der aktuellen Situation wohl nur wenig zu tun. Und selbst wenn es nur wenige Stunden sein sollten, auch sie sollte den Schmerz fühlen, der ihn von innen her auffraß, um so vielleicht zu verstehen, wie sehr er schon seit Monaten unter ihrer Trennung litt. Damit auch sie wusste, wie es sich anfühlt, sein Zuhause zu verlieren, damit auch sie wusste, wie es schmerzt, sich von allem, das einem einst lieb geworden war, zu entfremden. Aber Hanna tat nichts davon leid, sie spürte keine Reue oder bloßes Mitgefühl, sie tat sich höchstens selbst leid. Gestern erst hatte er zum Einschlafen den Film *Brügge sehen und sterben* gesehen, was ihn daran erinnerte, dass er Hanna noch eine Reise nach Brügge schuldete. Ein Gutschein, den sie wohl niemals einlösen würde. Tal selbst war schon einige Male in Brügge gewesen und fand diese Stadt, auch wenn sie sehr touristisch geworden war, immer einen Abstecher wert. Vor allem als Paar konnte man dort wunderschöne Tage verbringen. Hanna wird diese Stadt wohl niemals zu Gesicht bekommen, denn obwohl sie die meisten seiner Reisen begleitet hatte, so ging die Motivation wegzufliegen immer eher von Tal aus. *Brügge sehen und sterben* stellte er sich ziemlich romantisch vor, in einer Stadt, die es in dieser Form nur einmal gab, stirbt es sich sicher schöner als sonst wo auf der Welt, auch wenn dieser Satz etwas verklärend wirken mag, schließlich lässt es sich sicherlich auch in anderen Städten wie San Francisco oder in den Bergen wunderbar sterben.

Es war das erste Mal seit seiner „Flucht", dass er von der nahenden Nacht befangen war und Angst hatte, sich in einem Ohnmachtsanfall etwas anzutun, was über die üblichen Selbstverletzungen hinausging. Noch nie war er seinem Verschwinden so nahe gewesen, als in jenen Stunden. Doch Tal hatte Glück. Eine Freundin, Thea, die er erst seit kurzem kannte, kündigte kurzfristig an, ihn noch am selben Abend in der Hütte zu besuchen, was Tal natürlich unheimlich freute und ihm vielleicht sogar das Leben rettete, aber ich will hier nicht dramatisch werden, denn bisher war er stets wieder aufgewacht und bisher auch noch nicht zur Gänze in den dunklen Winkeln der Hütte verschwunden. Es war schon dunkel, als sie die Hütte erreichte. Tal hatte gekocht und so aßen sie, bevor sie zu trinken begannen, gemeinsam zu Abend. Tal hatte es immer schon geliebt, für andere zu kochen, vor allem für Hanna, weshalb er froh war, endlich wieder einmal die Gelegenheit zu haben, einen anderen Menschen zu verköstigen. Nach dem Essen begannen sie zu trinken und während Tals Bekannte stundenlang an einem Glas Rotwein nippte, trank er unermüdlich ein Bier nach dem anderen und zog sich die Lines im Viertelstundentakt. Ungefähr drei Stunden sah sie ihm dabei zu und nachdem er ihr das Kokain zum 12. Mal angeboten hatte, sagte sie plötzlich: „Scheiß drauf, gib mir auch eine Line." Es war fast lustig und für Tal sehr erheiternd, wie sich schon nach ein paar Minuten ihre Stimmung hob, wobei sie langsam durchs Zimmer tanzte und dabei mit Füßen und Händen im Takt der Musik wippte. Das Kokain hatte wohl seinen Zweck erfüllt. Als nächstes fragte sie ihn, ob er denn auch Schnaps hätte, was Tal mit leuchtenden Augen bejahte. Der Abend hatte eine interessante Wendung genommen und Tal konnte nicht glücklicher sein, diese für ihn noch vor Stunden so angsteinflößende Nacht nicht allein verbringen zu müssen, wenn er auch nicht den Vorsatz hatte, mit seiner Bekannten etwas anzufangen, denn dazu war er emotional definitiv nicht in der Lage. Die beiden tranken in nur wenigen Stunden die ganze Flasche Schnaps, was für Thea in einem Filmriss endete. Auch Tal war ziemlich betrunken, aber wollte die Situation keinesfalls ausnutzen, weshalb es zwischen den beiden wohl beim Kuscheln und etwas Geknutsche auf der Couch blieb, wohl aber auch deshalb, weil den beiden in der Nacht ziemlich kalt war, was jedoch sicherlich auch ein guter Vorwand gewesen wäre. Vor allem tat Tal die Nähe gut, auch wenn diese nur von kurzer Dauer war. Aber auch so war der Abend für ihn ein voller Erfolg. Leider musste Tals Bekannte schon relativ früh wieder zurück nach Hause, weil sie ihre Katze zu versorgen hatte und mittags wieder arbeiten musste. Keine Ahnung, wie sie es mit diesem Kater, und ich spreche hier nicht von ihrer Katze, geschafft hat pünktlich in der Firma zu erscheinen, aber irgendwie dürfte es wohl geklappt haben. Und auch wenn Tal erneut allein in der Hütte zurückgelassen wurde, so zauberte ihm der vorangegangene Abend doch ein Lächeln auf die Lippen. Denn bei den Aussichten, die ihm diese Nacht ursprünglich versprochen hatte, war sie durch diesen spontanen Besuch doch noch recht vergnüglich und erheiternd geworden, wofür er ihr ewig dankbar sein wird. Sex und alles was damit einhergeht, spielte für Tal in den Monaten nach Hanna sowieso keine Rolle. Er war schon vor Jahren zur Monogamie übergetreten und hatte nach all den One-Night-Stands, die er in seinen frühen 20ern gehabt hatte, eigentlich überhaupt kein Interesse mehr an oberflächlichen sexuellen Handlungen, auch wenn ihn das vielleicht in einem etwas prüden Licht erscheinen lässt. Aber Sex, so wie er ihn kannte, konnte er sich, wenn überhaupt in diesen Tagen, nur mit Hanna vorstellen, alles andere wäre ein Frevel an sich selbst gewesen. Auch Hanna war überrascht, dass er noch immer ohne Trostpflaster auskam, war dies doch früher stets seine Art gewesen. Aber nein, dieses Mal würde es anders sein. Nicht, dass Tal Sex nicht mochte, aber es lag ihm nichts daran, selbigen mit irgendeiner Fremden auszuüben, auch wenn das früher mal anders war. Man kann Intimität einfach nicht durch Verkehr mit einer Bekannten oder einer anderen ehemaligen Verflossenen kompensieren. Und diese Dinge waren Tal in den letzten Jahren einfach wichtiger geworden als das gewöhnliche Rein-Raus-Spiel, so blöd das auch klingen mag. Aber vielleicht kommt diese

Einsicht auch mit dem Erwachsenwerden, wer weiß. Für Tal würde es jedenfalls noch etwas dauern, bis er einer anderen Frau wieder so weit vertrauen würde, dass er Lust darauf hätte mit ihr zu schlafen, geschweige denn eine Beziehung zu führen. Und für Plattformen wie Tinder war er sowieso weitaus zu konservativ, das fiel bei ihm in dieselbe Schublade wie Fastfood, es hatte schlichtweg keine Konsistenz. Und jemand, der emotional sowieso schon komplett verwirrt war, der tat sich mit einer flüchtigen Bekanntschaft sowieso keinen Gefallen, ganz im Gegenteil. Tal wollte Hanna und sonst keine. Und irgendwie verstand ich ihn in dieser Hinsicht, denn eine jahrelange Beziehung lässt sich wohl kaum durch ein kurzweiliges, banales Abenteuer ersetzen. Dessen war sich Tal nur allzu sehr bewusst und versuchte die Gedanken daran so gut es ging zu verdrängen.

Tage, wie den folgenden, die hauptsächlich mit Depressionen, welche von unverhältnismäßigem Kokain- und Alkoholkonsum einhergingen, geprägt waren, bekämpfte Tal gerne mit ein bis zwei Tabletten Lorazepam, um die negativen Gedanken zu vertreiben und um so vielleicht ein paar Stunden Ruhe zu finden, was ihm zwar selten, aber ab und an auch gelang. Das Wetter war immer noch schlecht, weshalb er oft den Großteil des Tages im Bett verbrachte, wenn man seine Schlafstelle in der Hütte so bezeichnen möchte. Doch wieder einmal war er allein, allein mit seinen trübsinnigen Gedanken, was sich durch nichts ändern ließ. Fünf Jahre, fünf Monate und fünf Wochen waren die beiden unzertrennlich gewesen und nun blieben ihm nichts als Scherben. In manchen Stunden war es so, als würde ihm sein Herz entzweibrechen, so sehr litt er unter diesem Abschied, diesem Verrat. So tat er sein Möglichstes, nicht an Hanna oder ihre gemeinsame Zeit zu denken, doch die Gedanken übermannten ihn erneut und er hatte den schlimmsten Rückfall seit Jahren. Ich bin mir nicht ganz sicher, was in dieser Nacht in der Hütte wirklich geschah, aber aufgrund der zerbrochenen Flaschen und dem ganzen Blut, dass sich mir einen Tag später bot, dürfte er wohl nur um Haaresbreite nicht verblutet sein. Noch nie hatte ich, abgesehen von meiner Zeit als Sanitäter, so viel Blut gesehen, dass an manchen Stellen so dickflüssig war, dass es auch 24 Stunden später noch immer nicht geronnen war. Es schien fast so, als wäre der ganze Boden damit bedeckt. Und auch wenn Tal sich dessen sicher noch nicht bewusst war, so war seine Zeit wohl nun endlich gekommen: Er war selbst zum Tod, als auch zu seinem Richter und Henker geworden. Zudem hatte er sich in den frühen Morgenstunden erneut die Seele aus dem Leib gekotzt. Keine Ahnung, ob es aufgrund des Blutverlustes oder des Alkohols war, aber wahrscheinlich eine Kombination aus beidem. Das ging aufgrund seiner ständigen Magenbeschwerden schon länger so. Vor allem in den ersten Wochen hatte er es in zehn Tagen auf acht Mal gebracht, zumindest waren das seine Worte. Was ich jedoch mit Sicherheit sagen kann, ist, dass es wahrscheinlich jener Morgen war, an dem er sich endgültig aufgegeben hatte. Auch glaube ich, dass es für Menschen wie Finn und Tal, die dem Tod stets näherstanden als dem Leben, irgendwann einfach kein Zurück mehr gibt. Ohne Hannas Stimme war er auf ewig im Land der Stille verloren. Aber er wusste, dass auch er sich verändert hatte. Er wusste, dass sein Lächeln nicht mehr dasselbe war wie vor einigen Jahren, dass seine Augen nicht mehr strahlten und auch, dass seine Stimme mittlerweile matt und kraftlos klang. Und wenn er dann beiläufig auf seine Hände sah, erkannte er, dass sie alt geworden waren, denn seine Jugend war schon viel länger vorbei, als es ihm bis zu diesem Tag bewusst und lieb gewesen war. Menschen gehen, das passiert jeden Tag, aber wie sie es tun, wird uns auf ewig im Gedächtnis bleiben. Und wie Hanna ging, zeugte von nichts als blankem Egoismus und Rücksichtslosigkeit, was all die gemeinsamen Jahre für Tal wie eine riesengroße Lüge erscheinen ließen. Tal war zu keiner Zeit wirklich wütend auf Hanna, lediglich auf sich selbst, weil er sich ihr anvertraut und geglaubt hatte, dass sie es gut mit ihm meinte. Aber trotzdem, wenn sein Leben ein Buch wäre, dann wäre sie darin wohl das einprägsamste und wichtigste Kapitel. Und schon wieder schneite es. Und egal wo man hinsah, auf dem Parkett im Vorraum, auf den Teppichen im Wohnzimmer, überall nur Blut. Was hast du getan, Tal? WAS??? Und was muss noch passieren, dass du endlich loslassen kannst? Denn der Tod wird dich niemals heilen, er nimmt uns nur den letzten Teil von dir.

Denn als ich Tal am folgenden Tag in der Hütte vorfand, konnte er sich aufgrund des Blutverlustes und des generellen Schlafmankos nur schwer auf den Beinen halten. Er zitterte stark und war nur bedingt ansprechbar. Der Tod hatte ihn wohl vor mir gefunden und schien seine Hand nicht mehr loslassen zu wollen. Das Loch in seinem Herzen war ein Abgrund und wohl in der letzten Nacht so groß geworden, dass er es auch mit Schnaps und Kokain nicht mehr füllen konnte. Mittlerweile weiß ich, dass er sich nicht wegen dem Aderlass, dem er sich unterzog, oder dem Alkohol ständig übergeben musste, sondern weil er schon wieder seit Tagen nichts mehr gegessen hatte. Aber wie sollte es auch anders sein nach 41 Tagen der Isolation, nach 41 Tagen des Verschwindens. Er war blass geworden und seine Augen sagten mehr als Worte oder Beteuerungen es jemals könnten. Er war wohl in der letzten Nacht erneut fast gestorben und das Elend stand ihm ins Gesicht geschrieben, zudem gab es nichts außer meiner bloßen Anwesenheit, dass ich in dieser Situation für ihn hätte tun können. Mit Mühe und Not überredete ich ihn, ein paar Bissen zu essen, aber wie der Schnaps ein paar Stunden zuvor fanden auch die Spaghetti, die ich ihm gekocht hatte, wieder ihren Weg ins Klo. Zigaretten, Schnaps und Kokain waren einfach keine Dauerlösung, auch wenn Tal das nicht einsehen wollte und es so nicht mehr ewig weitergehen konnte. Wir vertrieben uns die Zeit mit alten Geschichten und, auch wenn ich es noch immer grenzwertig fand, mit einigen Flaschen Bier. Zumindest hatte er mittlerweile wieder bessere Laune, auch wenn dieser Zustand seine Schwere nicht allzu lange überdauerte. Auch Johann, ein Freund Tals, von dem wir in den vorherigen Kapiteln bereits einiges erfahren haben und welcher vor allem zum Ende dieser Geschichte hin noch eine wichtige Rolle spielen wird, meldete sich an diesem Abend via Skype und so tranken wir gemeinsam via Videochat. Johann hatte auch einige schlechte Nachrichten für Tal, in erster Linie was Hanna betraf, was ihn wieder etwas zermürbte. Und auch wenn Tal nach dem Telefonat mit Johann kein Wort mehr über diese Umstände verlor, so sah ich doch an seiner Reaktion, wie sehr ihn dieses Urteil mitnahm. Deutlicher hätte sie „Fuck You Tal" nicht in seine Kerkerwand ritzen und ihn noch mehr verletzen können. An diesem Punkt hatte er gänzlich jedes Gefühl für sie verloren, denn kein Streit der Welt rechtfertigte dieses Unrecht, vor allem, weil er sich trotz ihrer gehässigen Worte bis zuletzt um sie bemühte. Bis zum Abend konnte ich Tal überwiegend beruhigen, auch wenn der Schnaps dabei wahrscheinlich eine größere Rolle spielte als ich. Ich versuchte ihn zwar, vom Trinken abzuhalten, aber er steckte da einfach schon viel zu tief drin. Das Endergebnis bleibt dasselbe. Hauptsache er konnte wieder etwas lachen, warum genau war zu diesem Zeitpunkt nicht so wichtig.

21. Kapitel

A Hole In My Heart

*This drunken body I've left behind
And the problems that are no longer mine
I resided under your broken feathers
For too long, scraps of pictures in a box
Is what remains of those childhood dreams
You'll never know the person I've become*

OATHBREAKER – SECOND SON OF R.

Leider konnte ich nicht allzu lange bleiben, da ich mir nicht so lange von der Arbeit frei nehmen konnte und mich die Pflicht rief, wieder zurück in die Zerbrochene Stadt zu pendeln. Die gute Laune bei Tal war nur von kurzer Dauer, und als ich wieder abreisen musste, hatten wir beide Tränen in den Augen. Vor allem, da ich zu diesem Zeitpunkt nicht wusste, wie lange dieser Abschied dauern, oder ob es gar unser letzter sein würde.

Zurück in der Zerbrochenen Stadt, würde ich mich bei ihm melden und fragen, ob alles in Ordnung ist. Tal standen einige schwere Tage bevor, denn der Abschied ist ihm nicht gerade leichtgefallen. Er kam sich nach wie vor verstoßen vor und verstand noch immer nicht, warum alles so gekommen war. So war es doch Hanna, die ihn so sehr verletzte und nicht er, der ihr etwas angetan hatte, ganz im Gegenteil. Er hätte es verstanden, wenn er sie etwa betrogen oder geschlagen hätte, dass so mit ihm umgegangen wurde. Er hat aber nie etwas in dieser Richtung unternommen. Das Einzige, dass Hanna in der Zeit nach ihrer Trennung von ihm bekam, waren liebevolle und aufmunternde Worte. Aber so wie Hanna diese Trennung vollzog, grenzte fast schon an Sadismus. Sie war wohl noch nie gut in solchen Dingen, denn auch die meisten ihrer Ex-Freunde hatten nach dem Beziehungsende mit ihr einen weitaus größeren Schaden als vor ihrer Beziehung. Hanna konnte zuckersüß sein, aber wenn sie wollte, auch ziemlich abschätzig. Vor allem habe ich ihr ihr „Tatütata" oder wie ich ihre übertriebene Lockerheit nennen soll, nie ganz abgekauft, das meiste war einfach nur Show, wie man auch jetzt gut erkennen kann, da sie nun ihr wahres Gesicht gezeigt hat, mit messerscharfen Zähnen und Klauen. Aber ich habe nicht vor, dieses Kapitel irgendwelchen Anschuldigungen zu widmen, das macht es nicht besser, vor allem für Tal nicht, der mir noch immer große Sorgen bereitete. Denn auch, wenn Tal den finalen Schritt noch nie gewagt hat und ich immer noch hoffe, dass all seine Gedanken und Sehnsüchte ein noch aufhaltbarer Hilferuf sind, so könnte ich mir doch vorstellen, dass er seine Worte im Zuge eines Ohnmachtsanfalls wirklich in die Tat umsetzten könnte. Auch hatte er keine Lust mehr, alleine auf der Hütte zu versauern. Er wollte seine Freunde sehen, er wollte Hanna sehen und zu seinem alten Leben zurückkehren. Er war zu diesem Zeitpunkt bereits so frustriert, dass er in seinem Wahn zwei Stühle in ihre Einzelteile zerlegte und aus dem Fenster warf. Er war unglaublich wütend auf die Welt, am wütendsten aber wohl auf sich selbst, da er sie noch immer nicht loslassen konnte, da er ihr sich anvertraut hatte und nun mit Füßen getreten wurde. Sie war doch stets sein Ein und Alles gewesen, seines Lebens Schicksalsschatz. Aber wer weiß, vielleicht hat die Ewigkeit sie einfach zur falschen Zeit gefunden und eines schönen Tages bringt sie sie vielleicht wieder zusammen, wenn die Chancen auch denkbar schlecht standen. Doch Tal war noch nicht damit fertig, sie zu lieben, und vielleicht würde er es auch nie sein. Auch glaubte er immer noch, er könne das Loch in seinem Herzen zumindest heute erneut mit Alkohol füllen und sich etwas entspannen, auch wenn ich das stark bezweifelte. Tal sollte so wieder einen großen Schritt in Richtung Verschwinden unternehmen. Das Tragische ist nur, dass die meisten Leute, die glauben verschwinden zu wollen, einfach nur gefunden werden möchten. So auch Tal, der nach all den Monaten der Zweifel und all den kleinen Toden, die er Nacht für Nacht dort oben gestorben war, sich einfach nur danach sehnte, von Hanna gefunden zu werden, um endlich wieder nach Hause zurückkehren zu können. Dafür hätte er wohl alles gegeben.

22. Kapitel

From Alaska To Ashes

Und jetzt genau da, wo du liegst
Dein eigenes, kleines Alaska
So kalt, so verlassen und leer
Die Welt zwischen lüsternen Blicken und dem Klang vom Untergang
Deiner zitternden Lippen inmitten
Von „Alles wird Gut" und „Ich habe den Mut"
Steht ein „Bitte komm zurück" in der Farbe von Blut
Trotz dem Gefühl, dass ein Ende sich nähert
Schlägt es tapfer, dein emsiges Herz

CASPER - ALASKA

Am Abend sollte Tals kleine Schwester ihr erstes Kind bekommen, was zu Corona-Zeiten gar nicht mal so einfach war. Nur der Vater durfte dabei sein und das auch nur für wenige Stunden, denn im Krankenhaus gab es diesbezüglich strikte Regeln. Und auch wenn sich Tal für seine Schwester freute, so stimmte ihn dieser Umstand doch auch sehr traurig. Selbst seine kleine Schwester hatte nun eine Familie gegründet und würde wohl bald heiraten. Nur er trat auf der Stelle und hat alles, was er sich in den letzten Jahren aufgebaut hatte, in den Sand gesetzt. Klar war das nicht nur seine eigene Schuld, das Endergebnis bleibt aber trotzdem dasselbe. Tal wollte nur noch abhauen, egal wohin, am liebsten nach Alaska. Endlose Berglandschaften und das Meer. Was könnte es Schöneres geben? Auch wenn es dort sicherlich noch kälter war als hier auf seiner Berghütte. Ich glaube aber auch, dass der Traum von Alaska für Tal in der Vorstellung wohl schöner war als in der Wirklichkeit. Er romantisierte dieses Land, vermutlich, wie ich es schon angesprochen habe, weil er zu oft *Into The Wild* gesehen hatte. Abzuhauen war jedoch, wie wir schon wissen, schon immer Tals Antwort auf alles gewesen, vor allem, wenn sein Leben mal wieder am seidenen Faden hing und Gefahr lief, in die Brüche zu gehen. Er erkannte, wie sehr er seiner Lebensplanung hinterherhinkte. Mit Anfang 30 wollte er zumindest verheiratet sein, davon eine Familie gegründet zu haben mal abgesehen, aber dafür hätte er ja auch noch ein paar Jahre Zeit gehabt. Für seine Schwester war die Geburt ihres ersten Sohnes natürlich ein Grund zum Feiern. Und auch Tals Mam, die immer noch sehr von ihrer Corona-Panik gezeichnet war, beteuerte unter Tränen, dass das Leben nun endlich wieder einen Sinn habe. Alle hatten eine Aufgabe in ihrem Leben, bloß Tal saß mutterseelenallein in seiner Hütte in den Bergen und begann, wie auch in den Tagen davor, schon Mittag mit der ersten Flasche Whiskey. Tal war, wie man vielleicht schon vermuten kann, ein bloßer Wirkungstrinker. Er mochte weder den Geschmack von Bier oder Wein, und am aller wenigsten den von Whiskey, auch nicht den der guten und teuren Sorten. Würde er nur trinken, was ihm schmeckt, hätte er nur Holunder-Saft mit Soda getrunken. Er überlegte, mit der Whiskey-Flasche zur Lichtung in den Wäldern zu wandern, sah jedoch aufgrund der Temperaturen, die noch immer gerade mal so über dem Gefrierpunkt lagen, und dem eisigen Wind davon ab. Zudem würde es bald dunkel werden, nicht unbedingt die beste Zeit, um im Stockdunklen die zwei Kilometer zurück zur Hütte zurückzulegen. Die Schwangerschaft von Tals Schwester war zudem ein Mitgrund, wieso er mit seinem Verschwinden noch etwas abgewartet hatte, denn er wollte nicht, dass vor lauter Trauer vor der Geburt etwas schiefläuft oder die Wehen zu früh einsetzen würden.

Ein weiteres Mal hatte Tal Glück und ein Freund besuchte ihn kurzfristig in seinem Refugium. Ein eigenartiges Wort, von dem weder Tal noch ich genau wussten, was es bedeuten soll. Nicht, weil wir es inhaltlich nicht verstanden, sondern weil so ein Platz in unserer Welt nicht vorzukommen schien, auch wenn die Hütte für Tal wohl so etwas Ähnliches gewesen sein muss. Aber zumindest klingt es gut. Was die Lage, das Schneeaufkommen Mitte April und die Temperaturen betraf, so ähnelte dieser Ort, von allen an denen Tal jemals gewesen war, wohl am ehesten Alaska; einem Gebiet, welches für ihn nicht nur ein Land per se war, das er erfahren wollte, sondern auch das Wort „Alaska" selbst diente ihm stets als Metapher für einen kalten, gefühllosen Ort oder Menschen.

Die beiden trippten auf Acid und tranken etwas Absinth, eines der wenigen Dinge mit psychedelischer Wirkung, von denen Tal keinen Tau hatte, außer der Aktion von Bela in Tschechien, als er auf Absinth versuchte Ehren zu erwürgen. LSD ist während depressiver Episoden, wie wir auch anhand von Kims Unfall erfahren mussten, zwar eher kontraproduktiv, aber das kümmerte Tal in seiner Misere auch nicht mehr wirklich. Generell kann Tal seine Acid-Trips, soweit ich weiß, an zwei Händen abzählen, und nur drei davon waren gut beziehungsweise mit Halluzinationen verbunden, was eigentlich der Hauptgrund ist, warum man überhaupt zu dieser Droge greift. Einmal trippte er mit Johann auf einem Festival mitten im Wald und lief vorwiegend einen Fluss entlang, sah den Gräsern beim Atmen zu und glaubte plötzlich, ein Frankokanadier zu sein, der in Quebec lebt. Trips können den Verstand ziemlich in Fahrt bringen, wie es scheint. Am lustigsten für ihn war aber wohl der

Silvester-Trip von 2011, bei dem Tal glaubte, er würde von einem zehn Meter hohen Sprungbrett in ein darunterliegendes Froschmaul pissen. Der Marmor der Toilette war wohl grün gewesen, was wohl diese Assoziation in ihm auslöste. Auch sonst war Tal während dieses Trips ziemlich abgespaced und hat beispielsweise über Blumen diverse Muster gesehen, die gar nicht dort waren, unter anderem auch ein paar Eulen draußen im Schnee. Auch begann er manchmal Wörter von hinten nach vorne zu denken, meist irgendwelche, in denen ein oder mehrere „X" vorkamen, weshalb Hanna irgendwann zu Xitris wurde, aber das kannte er schon von Pilzen, obwohl er die meist schlechter vertrug als Acid. Auch mit Opiaten hatte Tal einst eine interessante Erfahrung gemacht.

 Auf Drängen von Finn hin trank Tal einmal zwei Fläschchen Codein in einem Satz. Es mussten unbedingt zwei sein, da Finn behauptete, eine würde aufgrund von Tals Größe nicht ausreichen. Aber eine hätte definitiv gereicht. Finn selbst hatte riesengroßen Spaß, als Tals Gesicht anzuschwellen begann und er sich ähnlich wie bei einer Opium- oder Heroin-Überdosis ständig übergeben musste. Aber das störte ihn eigentlich nicht weiter, schließlich fühlte er sich aufgrund der Opiate pudelwohl, wie in einer warmen Höhle, die jede Furcht abwehren konnte, so wie es Kurt Cobain mit *In Utero* beschrieben hatte. Er kotzte an diesem Abend sicherlich an die zehn Mal und Finn hätte darüber schadenfroher nicht sein können. Aktionen wie diese häuften sich leider in den folgenden Monaten und Jahren, vor allem, da Finn immer mehr damit begann, mit unterschiedlichsten Medikamenten und deren Kombinationen zu experimentieren. Aber das ist eine andere Geschichte.

23. Kapitel

LIVE.LOVE.REGRET

Sanfter als der Augenaufschlag eines Kindes weht uns das Blaugrau an und weht uns um, wenn wir ein blindes, hellhöriges Herz haben. Nachts ist unser Herz immer blind und hellhörig, denn dann vernimmt es den Atem der Nacht, den blumen- und mausgrauen Atem, der uns, die wir ein hellhöriges Herz haben, immer anwehen und umwehen wird, wo auch immer wir sind.

WOLFGANG BORCHERT

Wenn Tal in dieser Form an manche Tage seiner Kindheit zurückdachte, reflektierte er stets, was aus ihm und seinen Jugendfreunden geworden war. Er hatte immer gehofft, dass seine Art und Anwesenheit, die sich seit seiner Adoleszenz nicht gravierend verändert hatte, die Menschen, die er noch von früher kannte, wieder zu jenen werden lassen konnte, die sie einst in ihrer Jugend gewesen waren. Tal war wohl geistig nie älter als 25 geworden, auch wenn das keinesfalls bedeutete, dass er unreif war. So wohnte ihm zwar ein alter Geist inne, ansonsten war er jedoch jung geblieben und bezeichnete sich dabei wie gesagt auch gelegentlich als den ältesten Jugendlichen der Welt, was auch daran lag, dass er sein Geld damit verdiente, besoffen in fremden Ländern auf der Bühne zu stehen und in ein Mikrofon zu schreien. Hanna und einige seiner Freunde fanden das weniger lustig, auch wenn es manchmal nur mit Missgunst einherging, weil sie selbst in ihren öden Jobs festhingen. Doch „der älteste Jugendliche der Welt" zu sein, das hat was, auch wenn Tal diesen Spruch, ähnlich wie jener, dass er innerlich bereits tot sei, nie besonders ernst gemeint hatte, aber stets, wenn auch als einziger lustig fand. Dennoch war es ihm wichtig, dass die Generationen, die seiner folgen sollten, wussten, wer er war und ihn zumindest seine Texte und die Musik, die er erschuf, überdauern würden. So überheblich das auch klingen mag. Aber es lag ihm einfach im Blut, kreativ zu sein, in seiner Familie war fast jeder Musiker, und auch seine Mam, von der er wohl auch seine melancholische Ader hatte, hatte Zeit ihres Lebens viele wunderschöne Gedichte geschrieben. Generell waren Treffen zwischen Tal und seinen Freunden von früher oft Reisen in die Vergangenheit gewesen. Vor allem wenn Tals Leben gerade wieder Mal etwas schwieriger war, taten ihm diese Treffen sehr gut, da sie ihn an eine Zeit erinnerten, in der sein Leben irgendwie optimistischer gewesen war. Damals hatte er all die ersten Male noch vor sich, und auch wenn er viele seiner Fehler heute noch genauso machen würde, so war das Leben als junger Erwachsener einfach spannender als das eines 30-jährigen. Manchmal, wenn Tal sich selbst und sein Leben mal wieder so richtig beschissen fand, wünschte er sich oft die Einfachheit von früher zurück oder die der Leben seiner damaligen Freunde, die es zwar sonst nicht weit gebracht hatten, aber zumindest verheiratet waren und dabei waren eine Familie zu gründen. Manchmal verfluchte er sein Leben und hasste sich dafür, dass er jemals aus der Gläsernen Stadt weggegangen war. Wäre er doch dortgeblieben und hätte einen bodenständigeren, beständigeren Lebensweg eingeschlagen. Dies hätte ihm wohl viele falsche Entscheidungen und schlechte Erfahrungen erspart. Aber zum Glück waren dies meist nur kurze Momente in Tals Leben, in denen er sich nach einem einfacheren

Leben sehnte, denn es war schlichtweg nicht seine Bestimmung, wie viele seiner alten Freunde in der Gläsernen Stadt mit Kind und Kegel zu versauern. Es war schon immer sein Schicksal gewesen, in die Welt hinauszuziehen und fremde Orte zu erkunden. Er trug schon immer das Herz eines ewig Wandernden in sich, man bedenke nur seine Rastlosigkeit und seine Sehnsucht nach der Weite und dem Meer. Ich glaube, der Begriff des ewig Wandernden beschreibt ihn recht treffend und hätte ihm sicherlich gut gefallen. Und ich war mir sicher, auch wenn Tal jetzt nach der Trennung von Hanna und seiner Flucht in die Berge oft an vergangenen Entscheidungen und Wegen zweifelte, er am Ende seiner Zeit trotzdem mit einem Lächeln auf sein ereignisreiches Leben zurückblicken wird, auch wenn die Schluchten, die er dabei durchqueren musste, noch so tief und lichtlos waren. All das hatte ihm zu dem Menschen gemacht, der er war, und der war eigentlich ganz in Ordnung.

24. Kapitel

And So We Destroyed Everything
And I Turned My Back On The World

Unvergesslich waren die Nächte unserer Jugend,
haltlos und befreit von Sorgen
Und so liegt dort im Sturm endloser Sommer noch
brach der Kindheit Glanz verborgen
Ich weiß du hast die dunkelsten Täler durchwandert
und doch nie das Licht erreicht
Ich weiß, du wusstest schon damals wo diese Reise endet,
denn es war nicht dein erster Tod

So bleibt uns nur noch dieser letzte Tanz, auf ewig in die Länge gezogen
Es bleiben uns noch diese Lieder, die wie dieses Tal kein Morgen kennen
Es bleiben uns noch diese Bilder, von damals, in schier endloser Zahl
Die Erinnerung an Herbststürme und die Verzückung vor dem Fall

Es sind die grußlosen Abschiede, die zermürben, weil nie stattgefunden
Die Geschichten die kein Ende, sondern nur ihren Anfang kennen
Es sind die ewiglangen Stunden des doch vergeblichen Wartens
Und die vertraute Stimme, von der am Ende dann doch nur noch ihr
Schweigen bleibt

KARG – LA TRISTESSE DURERA TOUJOURS

Der 45. Tag begann für Tal erneut mit einer Panikattacke, die sich jedoch in Grenzen hielt, er sich so gegen Mittag wieder fangen konnte. Seine Schwester hatte, wie bereits erwähnt, vor wenigen Tagen einen Sohn bekommen, was natürlich die ganze Familie in Aufruhr versetzte. So war auch Tal eingeladen, den kleinen Racker zu bestaunen, dieses Wunder des Lebens. Tal konnte aber noch nie wahnsinnig gut mit Kindern umgehen und verhielt sich diesbezüglich immer etwas ungeschickt, was oft daran lag, dass viele Kinder aufgrund seiner Größe, den Tattoos und dem Vollbart, schlichtweg Angst vor ihm hatten. Diesmal sollte es anders sein, was Tal wieder mal sehr melancholisch stimmte, sodass ihm auch ein paar Tränen übers Gesicht liefen. Das Baby so im Arm zu halten, erinnerte ihn an Hanna und an alles, was sie sich aufgebaut hatten, von dem für Tal nur Ruinen übrigblieben waren, die wie Stolperkenotaphe seinen Weg säumten. Aus irgendeinem Grund beschloss Tal den Dom in der Gläsernen Stadt zu besuchen. Er war noch immer nicht gläubig geworden, aber diese ehrfürchtige Größe und die hohen Fenster hatten etwas Epochales. Auch hörte Tal ab und an Kirchenmusik, da diese ihn, ähnlich wie Black Metal, sehr melancholisch stimmte - eine Gefühlswelt, in der er sich am wohlsten und sichersten fühlte. Deshalb haben ihm vor allem die schweren und traurigen Werke immer gut gefallen. Nicht jedoch zu verwechseln mit klassischer Musik, die er hasste. Früher war er oft mit seinem Vater zur Kirche gegangen, welcher dort Organist gewesen war, und hatte ihm beim Orgelspielen zugehört. Irgendwie hatte sich Tal in diesem Ambiente immer wohl gefühlt, auch wenn das wirklich nichts mit der katholischen Kirche oder irgendeiner Art des Glaubens zu tun hatte. Tal saß noch eine Weile dort und grübelt über sein Leben. Was er falsch gemacht oder wen er wie verletzt hatte, und leistete so wohl eine Art Abbitte vor sich selbst und seinem Leben. Vielleicht hatte er mit dem Vorwissen, was in nur wenigen Tagen folgen könnte, versucht, in letzter Minute noch seinen Frieden mit Gott zu machen oder mit irgendeinem anderen höheren Wesen, vielleicht aber auch nur mit dem Universum und der Ewigkeit. Er hatte einige Tage zuvor wieder damit begonnen, Stimmen zu hören, die ihn beschimpften und die ihm Angst machten. So etwas war ihm 2018 schon mal passiert, die Stimmen verschwanden aber nach einigen Tagen wieder, weshalb Tal der Sache auch nie auf den Grund gegangen war. Die Stimmen an jenem Tag waren besser zu verstehen und wahrzunehmen als drei Jahre zuvor. Sie beschimpften ihn und sagten Dinge wie: „Fahr gegen einen Baum", oder dass er mit dem Kopf, so fest er kann, gegen die Wand schlagen soll, bis er blutet. Tal bekam es mit der Angst zu tun. War er mittlerweile so kaputt, dass er schizophren geworden war? Oder waren es erneut nur Nebeneffekte seiner Sauferei, seiner unfreiwilligen Diät und seines ständigen Schlafmankos? Um dies herauszufinden, gab es nur eine Möglichkeit. Er ließ für einen Abend den Schnaps weg, versuchte sich eine halbe Pizza hinunterzuwürgen und nahm ein paar Tabletten mehr als sonst, dass er auch richtig gut schlafen würde, zumindest war dies einen Versuch wert. Ob die Stimmen in seinem Kopf so vielleicht wieder von selbst verschwinden würden?

Leider waren die Stimmen am nächsten Morgen immer noch deutlich zu hören. Tal versuchte seinen Kummer zu vertreiben, indem er zu einer langen Wanderung in die Wälder aufbrach, die nun endlich wieder fast schneefrei waren. Er hatte seine Kopfhörer dabei und wollte sich an irgendeinen Baum setzen, um Musik zu hören, die die Stimmen in seinem Kopf etwas zu dämpfen vermochte. Wie sollte es auch anders sein, nichts ist lauter als Black Metal. Leider kam ihm der Regen dazwischen und Tal zog sich erneut zurück in seine Hütte. Er war recht orientierungslos, rauchte eine Zigarette nach der anderen, lief nervös zwischen den Stockwerken der Hütte auf und ab. Er hatte wieder die ganze Nacht von Hanna geträumt und spielte mit dem Gedanken, ihr am Abend einen Besuch abzustatten. Sie würde keine recht große Freude haben, ihn zu sehen, dass wusste er, er hoffte nur, dass das Ganze nicht in einem riesigen Dilemma enden würde, sie herumschreien, ihn rausschmeißen oder erst gar nicht mit ihm reden würde. Aber was blieb ihm anderes übrig? Sie antwortete auf keine Nachrichten, rief ihn nicht zurück, als wäre er für sie gestorben. Er hatte es viele Tage lang vermieden, auf dem Dachboden und auf den bequemeren Matratzen zu schlafen. Doch da diese immer ihre und seinen Matratzen gewesen waren, zog er es die meisten Tage vor auf einer Couch im Wohnzimmer zu schlafen, die viel zu kurz für ihn war. Die Stimmen waren immer noch da, wenn auch nicht so dominant wie an den Vortagen. Er glaubte nicht, dass er drum herumkam, es zumindest zu versuchen. Er würde einen kleinen Strauß Blumen kaufen und vor ihrer Tür warten. Klar glich das einem kleinen Überfall, aber wie sollte er sonst ein klärendes Gespräch mit ihr führen, wenn sie ihn seit Monaten ignorierte. Er hatte schließlich nicht nur seine Geliebte, sondern auch seine beste Freundin verloren, dafür würde es wohl zumindest ein Mindestmaß an Verständnis geben. Zuvor würde Tal noch seine Eltern besuchen, die ihm ein paar seiner Sachen gewaschen hatten. Die Hütte in den Bergen war zwar sehr stattlich eingerichtet, eine Waschmaschine gab es dort aber nicht. Es blieb bei einem kurzen Gespräch, schließlich hatte Tal noch einiges vor. Etwa auf halber Strecke zwischen der Gläsernen Stadt und der Neinsager-Stadt traf er sich mit einer Freundin, die auch eine von Hannas besten Freundinnen war. Die beiden machten einen längeren Spaziergang und quatschten über Tals Zukunft, die neue

Wohnung, den neuen Job und seine neuen Lieder, an denen er arbeitete. Natürlich kam immer wieder Hanna zur Sprache, wie sollte es auch anders sein. Schon bei dem Gedanken, ihr unangemeldet einen Besuch abzustatten, wurde Tal nervös und begann leicht zu zittern. Da können die Ärzte in der Klinik noch so oft behaupten, dass dies Entzugserscheinungen seien vom Alkohol, dem Lorazepam und dem Kokain, welches Tal nun schon beinahe eine Woche nicht mehr konsumiert hatte. Meist hatte dieses Zittern aber andere Gründe. Damit kam er auch ziemlich gut klar, außer in Situationen, die ihn maßlos überforderten. Er wollte sie nicht belästigen, er wollte einfach nur ein paar Sätze mit ihr reden, ihr erklären, wie sehr sie ihn damit verletzt hat, dass sie ihn einfach ignorierte. Drei Monate Abstand sollten nun wirklich genug sein, um ihn zumindest für ein paar Stunden auszuhalten. Etwa gegen halb fünf abends machte er sich schließlich auf zu Hanna. Es war ein kurzes Zeitfenster, in dem er sie erwischen konnte, schließlich war sie immer mit irgendetwas beschäftigt und er rechnete schon damit, dass es auch diesmal so sein würde. Zu einem kleinen Teil ging er sogar davon aus, dass sie die Blumen ins Klo werfen würde. Aber das würde wohl hoffentlich nicht passieren.

25. Kapitel

Words Like Stones

One more psychosis then I'm also finally done
Cause the more I sleep, the less I dream
And then at night I drink and clean my gun
It's me who should be dead, not you...

HARAKIRI FOR THE SKY – I, PALLBEARER

Leider war die Begegnung mit Hanna noch viel unangenehmer, als er es sich in seinen schlimmsten Alpträumen je zusammen spinnen hätte können. Wie gesagt besorgte er, bevor er an ihre Türe klopfen sollte, noch einen Strauß oranger Tulpen. Orange, Violett und Rosa waren immer Hannas Lieblingsfarben gewesen, vor allem bei Blumen. Er klopfte und wartete, er klopfte nochmal und wartete erneut ab. Er wusste, dass sie zuhause war, da ihr Auto vor der Tür stand und Licht brannte. Einige Sekunden nach dem vierten Klopfen versuchte er die Türklinke hinunterzudrücken. Er hatte selbst 2,5 Jahre in dieser Wohnung gelebt, also empfand er es nicht schlimm, seinen Kopf hineinzuhalten und nach ihr zu rufen. So weit kam es aber nicht, da sie sich von innen gegen die Türe stemmte, als wäre Tal ein Einbrecher oder schlimmer noch ein Triebtäter gewesen. Sie wusste, dass er es war, warum auch immer, vielleicht hatte sie ihn beim Aussteigen aus dem Auto beobachtet. Tal fragte, ob das jetzt wirklich ihr Ernst wäre. Es war ihr voller Ernst. Sie schrie ihn noch eine Weile durch die Tür an und versperrte das Schloss. Tal konnte sich nicht erinnern, dass er sich schon jemals in seinem Leben so gedemütigt gefühlt hatte. Er setzte sich auf die nassen Stufen vor der Wohnung und hielt einige Augenblicke inne. Irgendwann warf er die Blumen vor die Tür und schrie ihr noch zu, dass sie ja nicht vergessen dürfe, diese im Anschluss wegzuwerfen, um ihrem Verhalten auch den nötigen Nachdruck zu verleihen. Als Tal wieder bei seinem Auto war und sich eine Zigarette anzündete, öffnete sie plötzlich die Tür und schrie über den Garten weiter auf ihn ein. Obwohl er innerlich kochte, blieb Tal ruhig und besonnen und versuchte ihr sein Anliegen zu unterbreiten. Er war nicht da, um sie anzubetteln zu ihm zurückzukommen. Nein, er wollte nur darüber sprechen, ob es irgendwie möglich war, ein gemeinsames Auskommen zu finden, hatten die beiden doch denselben Freundeskreis. Er suchte den Dialog, aber ihm wurde es nur mit Schimpfworten und Anschuldigungen gedankt. Vielleicht hatte sie auch einen anderen Typen zu Hause und war zu feige, es vor Tal zuzugeben, wer weiß das schon so genau. Wenn ja, gab sie sich ziemlich wenig Mühe, dies zu verschleiern. Tal lachte wohl noch Stunden später darüber, wie man sich selbst so ins Abseits schießen, so diskreditieren kann. Trotzdem war es jener Moment, als das Konzept der kompromisslosen Liebe für Tal endgültig gestorben war. Er sicherte ihr zu, noch 20 Minuten in seinem Auto zu warten, falls sie doch noch zur Vernunft kommen sollte. Natürlich tat sie es nicht. Sie ließ ihn nicht mal ihren Hund sehen, den die beiden nur wenige Monate nach dem Ende von Hannas erstem Hund bei sich aufgenommen hatten, mit dem Tal zwar anfänglich seine Schwierigkeiten hatte, der ihm aber in dem Jahr vor ihrer Trennung trotzdem ans Herz gewachsen war, hatte er doch auch jede Menge Spaziergänge mit ihm unternommen, da Hanna oft zu viel gearbeitet und keine Zeit für ihn hatte. „Das war immer mein Hund, meine Wohnung, und mein Auto", schrie sie ihm zu. Lustig, denn sie hatten die Wohnung ein paar Jahre zuvor gemeinsam bezogen und beide den Mietvertrag unterschrieben. Auch Familienhund Atreyu, den Tal einst so taufte, wurde wie gesagt gemeinsam angeschafft, und irgendwie hatte Tal doch auch ein paar tausend Euro für das gemeinsame Auto gezahlt, was zu diesem Zeitpunkt noch nicht mal 12 Monate zurücklag. Tal teilte ihr via SMS mit, dass er jetzt zurück in die Berge fahren würde, sie sich jedoch gerne melden könnte, wenn sie die geistige Reife einer 20-jährigen erreicht hatte und fähig war, ein normales Gespräch zu führen. Tal war nicht mal wirklich enttäuscht, ihr Verhalten hatte nur bestätigt, dass sie schon lange nicht mehr der Mensch war, in den er sich einst verliebt hatte. Menschen, die sich anderen gegenüber so verhalten, haben es nicht verdient, dass man auf sie wartet, geschweige denn noch eine Minute an Gedanken an sie verschwendet. Aber solche Dinge waren für Tal schon immer leichter gesagt als getan, weshalb ihm, wie man sich bei seiner psychischen Konstitution vorstellen kann, das „Gespräch" mit Hanna, wenn man ihr Geschrei überhaupt als Gespräch werten möchte, endgültig den Rest gegeben hat. Doch auch wenn der Versuch, sich zumindest platonisch mit ihr zu versöhnen, nach hinten los gegangen war, so war Tal trotzdem irgendwie froh, es versucht und den Mut aufgebracht zu haben, sie trotz der ungünstigen Umstände aufzusuchen. Das Endergebnis, so bedauerlich es auch ausgefallen war, war diesmal aber schlicht nicht seine Schuld gewesen. Klar hatte er sich nicht angekündigt, aber was hätte das gebracht, wenn sie auf keine seiner Nachrichten oder Anrufe reagierte? Sie tat fast so, als hätte er versucht gewaltsam einzudringen, was absolut nicht der Wahrheit entsprach, ganz im Gegenteil. Aber zumindest hatte sie sich endlich schöne Gartenmöbel gekauft. Fucking Skyler White, illoyal und überheblich bis in die Haarspitzen. Kaum auf die Autobahn aufgefahren, öffnete er eins der Biere, die er zuvor gekauft hatte, mit seinen Zähnen, wie er es oft auch auf der Bühne getan hatte, und trank es beinahe in einem Satz. Nicht besonders klug, beim Fahren zu trinken oder sich seine Eckzähne mit Kronkorken abzutragen, aber das war ihm nun auch egal. Auch später floss der Whiskey, sobald er in der Hütte angekommen war, in Strömen, denn an diesem Abend hatte er nun wirklich nichts mehr zu verlieren außer Kopf und Verstand. Vernunft war nie Tals Ding gewesen, denn vor allem jetzt wollte er schlicht aufhören zu fühlen und versuchte sich ein weiteres Mal dort oben in der Hütte zu Tode zu trinken, was ihm wohl erneut nicht gelang. Wie konnte ihn jemand, der ihn Mal so geliebt hatte, den er einst so geliebt hatte und es wohl noch immer tat, so schlecht behandeln? Wie kann sich ein Mensch in ein paar kurzen Monaten so zum Negativen wandeln? Und wie konnten sich zwei Menschen, die sich einst so sehr geliebt hatten, nun so leidenschaftlich hassen? Auch einige ihrer Freunde hatten Tal bereits darauf hingewiesen, dass Hanna in den letzten beiden Jahren ziemlich abgebaut hatte und auch von ihrer Unbeschwertheit und dem liebenswerten Charakter, den sie früher durchaus hatte, nicht mehr viel übrig war, so leid es ihnen auch für Tal tat, ihn mit dieser Wahrheit zu konfrontieren, da sie miterlebten, wie er daran zerbrach. Er war in nur wenigen Monaten vom Menschen mit klaren Visionen, was sein Leben betraf, zu einem Geist und schließlich zu einem Schatten seiner selbst geworden. Erst im Januar hatte Tal gemeinsam mit Hannas Band einen Song aufgenommen, die eigentlich eine rein instrumentale Gruppe war. Doch für einen Song durfte Tal ihnen seine Stimme leihen. Er hatte ihr den schönsten Liebestext geschrieben, der von ihr aber ungefähr so viel gewürdigt wurde, als wäre es ein Auszug aus einem Kochbuch. Er hätte ihr gegenüber schon damals ein anderes Verhalten an den Tag legen sollen, ihr öfter die kalte Schulter zeigen und sie für ihre abschätzige Art nicht auch noch mit einem Text belohnen sollen, der sie in den Himmel lobt. Aber im Nachhinein weiß man es eben immer besser. Tal machte oft Witze darüber, dass auf seinem Grabstein einst die Worte „Wie man's macht, macht man's falsch" eingraviert werden würden. Und inhaltlich hatte er wohl irgendwie recht.

Tal blieben nur noch zehn Tage auf der Hütte, um sich zu sammeln, damit es zumindest die Eventualität gab, in die Realität zurückzukehren. Von jener war Tal meilenweit entfernt. Er begann damit, Selbstgespräche zu führen, erstens weil er verwirrt war, und zweitens, weil er so die Stimmen etwas übertönen konnte, die immer noch nicht wieder verschwunden waren. Er dachte darüber nach, ob er sein Leben noch heute Abend beenden sollte, schließlich macht man so etwas nachts und nicht kurz nach Mittag. Er überlegte, was sein Freitod mit den Menschen, die ihn liebten, anstellen würde. Er fragte sich, ob seine Mutter endgültig daran zerbrechen würde, was ziemlich sicher so wäre. Auch für seinen Vater würde eine Welt zusammenbrechen. Johann würde seine Entscheidung respektieren, da er selbst seit seinem Unfall ähnliche Gedanken hegte. Aber was war mit den anderen? Was war mit seinen Schwestern und seinen anderen Freunden? Würden sie ihn vermissen? Oder war er nur ein Klotz am Bein, da sie seine Schwermut und seine Depressionen nicht mehr ertragen konnten? Wäre die Welt für sie eine erträglichere und schönere ohne ihn? Er war sich nicht mehr sicher, ob ihn außer seiner Eltern, den Jungs in seinen Bands, meiner Wenigkeit oder Johann irgendwer vermissen würde. Beinahe 20 Jahre kämpfte er nun schon gegen diese Gedanken an, die in den letzten drei Jahren immer schlimmer geworden waren und immer schwerer wogen. Ihm war kalt geworden, er selbst war kalt geworden und wusste, dass ihn auch der nächste Sommer nicht mehr wärmen würde. Eigentlich hatte er sich bezüglich seines weiteren Weges bereits vor langer Zeit entschieden, er zögerte es lediglich hinaus, weil er hoffte, dass sich noch Gründe auftun würden, es nicht zu tun, jedoch war er für den schlimmste Fall vorbereitet. Noch musste er aber auch noch nicht zurück in die Stadt, noch hatte er Zeit abzuwägen und seiner Situation vielleicht doch noch Herr zu werden. Tal hat schon immer viel und lange über den Tod philosophiert, beziehungsweise darüber, was danach kommen sollte. Tal glaubte an Paralleluniversen, auch wenn die entsprechende Wissenschaft mittlerweile, vor allem aufgrund eines von Stephen Hawkins kurz vor seinem Tod veröffentlichten Artikels, daran zweifelte. Aber Tal war von diesem Gedanken Zeit seines Lebens fasziniert und machte sich zu diesen Themen viele Gedanken. Auch glaubte er, dass er damals, vor etwa zwölf Sommern, als er das zweite Mal versucht hatte, sich mit Tabletten das Leben zu nehmen, in einer anderen Realität wirklich gestorben, jedoch in einem Paralleluniversum das Ganze überlebt hatte und aus seinem Todesschlaf wieder aufgewacht war. Nur was kommt wirklich nach dem Tod? Verschwinden wir gänzlich oder bleibt außer der Erinnerung noch mehr von uns zurück? Gibt es so etwas wie das Jenseits oder ist das Vorstellungsvermögen oder die Intelligenz des Menschen schlicht zu beschränkt, um sich das „Nichts" vorstellen zu können? Oder wollen wir uns schlichtweg nicht eingestehen, dass es nach dem aktuellen Leben wahrscheinlich vorbei sein wird? Nahtoderfahrungen lassen jedoch auf das Gegenteil schließen. Aber wahrscheinlich werden wir es nie erfahren. Bis zu unserem eigenen Tode...

Tal musste irgendwie zu etwas Kokain kommen, da ihn mittlerweile auch das Lorazepam nicht mehr beruhigen und ihm nur das weiße Pulver noch helfen konnte. In den folgenden Stunden überarbeitete er erneut einen Brief an seine Lieben, den er, sollte es zum Unausweichlichen kommen, für sie zurücklassen würde. Er war selten in seinem Leben so traurig gewesen, wie in diesen Stunden, und weinte hemmungslos, sodass er die Zeilen des Briefes beinahe nicht mehr lesen konnte, so enttäuscht war er, dass sie ihm nicht mal die Tür geöffnet hatte. Es war ein schöner Brief, den Tal alle paar Wochen erweitern sollte. Danach ging es ihm etwas besser, aber weinen hatte schon immer einen therapeutischen Effekt. Es war mittlerweile später Nachmittag geworden und das Wetter so weit erträglich, dass Tal sich mit einer Flasche Jack Daniels auf die Terrasse setzen konnte. Es waren die ersten Stunden seit Tagen, in denen etwas Ruhe in Tals Herzen einkehren sollte. Er bestaunte erneut die Berge, welche die Hütte einkesselten und die noch immer schwer von Schnee bedeckt waren. Der Abend ging trotz der Aufregung des letzten Tages eher ruhig zu Ende. Tal trank noch ein paar Stunden vor sich hin und las ein Buch von Bukowski, bevor er sich schlafen legen sollte. Bukowski war schon immer sein Lieblingsschriftsteller gewesen, da er es verstand, Dinge, so unangenehm sie auch waren, ohne sie viel zu umschreiben auf den Punkt zu bringen. Es war viel gewesen für die wenigen Stunden, die ihn ziemlich ermüdet hatten, weshalb er locker zwölf Stunden durchschlief und ihn nichts, noch nicht mal seine negativen Gedanken, aus seinem Dornröschenschlaf erwecken konnten.

26. Kapitel

We Should Have Had A Better End

Du meintest, eines Tages macht das alles Sinn
Eines Tages erkenn ich dich und werf alles hin
Nur verrenn ich mich solange tief hinein
War keine Liebe, nur verliebt darin, verliebt zu sein
Bloß unbedacht rumgemacht
Schwer dich zu verlieren, wo du dich selbst nie gefunden hast
Krumm gelacht, uns entfacht Glut an dem Docht
Lieben ist Scherben fressen, warten wieviel Blut man dann kotzt

CASPER - 230409

„We should have had a better end..." Wie bezeichnend für diese Geschichte. Und ja, das sollten sie tatsächlich, zu schade nur, dass es Tal nicht vergönnt war, sich gebührend von Hanna zu verabschieden. Eigentlich war sie es ihm schuldig, auch wenn sie darüber anderer Meinung war. Vielleicht hätte sie sich anders verhalten, wenn sie gewusst hätte, wie es um ihn stand. Ich glaube jedoch nicht, denn soweit ich weiß, versorgten sie ihre gemeinsamen Freunde stets mit Infos über Tals Befinden. In dem Stadium, in dem Hanna war, tat ihr Tal schon lange nicht mehr leid, sie tat sich meist lediglich selbst leid. Manche Menschen bewegen sich eben nur ungern aus ihrer Komfortzone heraus, so auch Hanna, die sich in ihrer Opferrolle wunderbar gefiel. Tal hatte es aufgegeben, solche Menschen ändern zu wollen, vor allem, weil er der Meinung war, dass sich die meisten Menschen sowieso nicht ändern wollen, es ändern sich lediglich ihre äußeren Umstände. Immer wieder fühlte er sich an das Gedicht *Stufen* von Hermann Hesse erinnert, der ebenfalls einer von Tals Lieblingsautoren war, welches er mit „Wohlan denn, Herz, nimm Abschied und gesunde!" beendete. Auch Tal wünschte sich nichts mehr, als dass sein Herz endlich gesunden würde und er weiterziehen konnte, zugunsten seiner selbst und seinen Lieben. Vielleicht sollte er Hanna auch nicht allzu gram sein, wahrscheinlich musste sie sich durch ihr böswilliges Benehmen in erster Linie vor sich selbst rechtfertigen, weil sie vielleicht dann doch ein schlechtes Gewissen gegenüber Tal hatte, da sie sich ihm gegenüber so unfair verhalten hatte. Oder sie hatte Angst, sollte sie ihm zu nahekommen, könnte sie vielleicht wieder einknicken und ihn doch zurücknehmen. Eine gewisse geistige Unreife kommt dabei hinzu, da niemand besser von einer Sekunde auf die nächste zwischen 17 und 37 switchen konnte als Hanna. Aber wenn es nach ihr ging, war stets Tal der Gestörte von den beiden. Der unverbesserliche Freak mit psychopathischen Zügen. Als ob man depressives Verhalten mit genereller Renitenz vergleichen könnte. Außerdem hasste sie DIE SIMPSONS und die CRANBERRIES, allein schon das war wohl ein Grund sie nicht immer allzu ernst zu nehmen. Doch es war Tals eigene Mutter, die einst zu mir sagte: „Es gibt Scherben, die man liegen lassen muss, Scherben, die man weder mit Liebe oder noch so großer Hingabe wieder einen kann."

Ich denke, das ist eine gute Metapher auf Beziehungen und das Leben an sich. Irgendwann ist ein Krug in so viele Einzelteile zerfallen, dass er das Wasser, oder nennen wir es „die Last", die er trägt, auch mit größter Mühe nicht mehr halten kann. Ich glaube dieser Vergleich hätte auch Tal gefallen. Tal beschloss, abgesehen vom übertriebenen Alkoholkonsum in diesen Nächten, sich nicht weiter selbst zu verletzen, hatte es jedoch keine fünf Stunden später wieder getan. Zudem hatte er versucht, sich ihr Partner-Tattoo in Form einer Schneeflocke, die sie sich gemeinsam auf ihrer ersten USA-Reise in Cheyenne stechen ließen, mit Hilfe einiger Zigaretten aus der Haut zu brennen, was, obwohl er die Zigaretten immer komplett ausgedrückt hatte, nur mäßig gelang. Tal und Hanna hatten zwei Partner-Tattoos. Eins stand, wie bereits gesagt, für ihre erste USA-Reise, und das andere für das, was sie vor Jahren in der Hütte in den Bergen verloren hatten. Doch dieses Tattoo war Tal heilig, weshalb er nie auf die Idee gekommen wäre, es anzurühren. Vor ein paar Monaten erst, als die beiden zwar schon getrennt waren, aber noch zusammenwohnten, hatte er sich eine scharfe Schere in den Oberschenkel gerammt und dabei wohl die ersten 1,5 cm des Muskels dauerhaft zerstört. Als er sich einige Minuten später zurück neben Hanna in die Küche setzte, schien ihr seine blutgetränkte Jeans nicht mal aufzufallen, so egal war er ihr geworden.

Am nächsten Tag schwor sich Tal erneut, mit der Selbstgeißelung und den damit einhergehenden Blessuren fertig zu sein. Das letzte Blutbad und die noch immer nässenden Wunden hatten ihn wohl endlich zur Vernunft gebracht. Und auch wenn er sicherlich noch nicht komplett über den Berg war, fühlte es sich zumindest für einige wenige Stunden erneut so an, als wäre er über das Gröbste hinweg. Er drohte noch immer zu verschwinden, doch zumindest sah er wieder Farben, und auch die Stimmen in seinem Kopf waren leiser und versöhnlicher geworden, wenn sie auch noch nicht gänzlich verschwunden waren.

Schrägerweise waren es bei Tal immer die Morgenstunden, die ihm die meiste Substanz abverlangten. Es dauerte Stunden, bis er sich halbwegs gesammelt hatte und das war nicht nur dem Alkohol geschuldet. Aber das war schon immer so. Während des Tages hatte er stets am meisten mit seinen Depressionen zu kämpfen, die meist besser wurden, sobald der Tag endlich in die Nacht hinein glitt. Sehr klischeehaft für einen Black-Metal-Musiker, aber leider wahr. Im Laufe des nächsten Tages telefonierte er mit einigen Leuten. Und obwohl er das Thema Hanna meist außen vorließ, hatte er irgendwie den Drang sich mitzuteilen. Vielleicht weil er zu lange stumm und zurückhaltend gewesen war. Es war nicht seine Art, lange Reden zu schwingen oder Monologe zu halten, vor allem nicht, wenn er nüchtern war, was tagsüber auch in den Bergen durchaus vorkam. Doch die Tage in der Hütte hatten ihn von Grund auf verändert. Das meiste, das er von sich gab, geschah mit Bedacht, und er wurde umsichtiger mit dem, was er von sich preisgab, vor allem, da doch einige seiner Freunde um sein Wohlsein besorgt waren. Aber wie gesagt hatte er immer behauptet nicht suizidal zu sein und glaubte wohl auch wirklich daran.

Er hatte wie gesagt große Pläne für die Zeit nach der Hütte, die Zeit nach seiner großen Katharsis, wie er die letzten Wochen in den Bergen nannte. Aber wie so oft stand sich Tal irgendwann wieder selbst im Weg, und so wurden die Nächte wieder länger und in diesen Tagen breitete sich erneut ein undurchdringlicher Schatten über ihm aus, wenn auch die schlimmsten Tage trotzdem weit hinter ihm zu liegen schienen. Was auch auffällig war, ist, dass er in jenen Tagen auch die Liebe zur Musik wiederentdeckte, vor allem was Bands wie MODERN LIFE IS WAR oder GOLD KIDS betraf. Noch immer hielt er *I'm Not Ready*, mit den Zeilen „When you're 16, you don't know what forever means. When you are 23, you couldn't be more sorry to say. That after all this growing up together all the good has gone away. Sometimes the boys that should be your best friends, become strangers with familiar faces. Don't tell me that it's all too far gone", für einen der schönsten Songs, die je geschrieben wurden, Worte die irgendwie auch Tals Leben bestimmen sollten und die er schon selbst für einen Song ähnlich formuliert hatte. Im tiefsten Inneren seines Herzens war er trotz seines Alters stets ein Hardcore-Kid geblieben, wie er es meist nannte. Und die Liebe zur Musik würde ihm niemand, weder seine Depressionen, noch Hanna oder die Agonie jemals nehmen können.

27. Kapitel

The Sound Of Breaking Up

To dive in dusty beds
Searching for something deep
And find the emptiness
Of another sleepless night
The only one I ever loved
Was puttin me in a grave
And I never found anyone else
To share a better day

GOLD KIDS – WINTER, 365 DAYS A YEAR

Auch *The Sound Of Breaking Up* hatte 2009, einige Monate vor seinem ersten Selbstmordversuch, sein Leben verändert. André, seines Zeichens Sänger der GOLD KIDS, war wohl Zeit seines Lebens ein kompromissloser Typ gewesen, der auf Sardinien lebte und an einer Art Inselkrankheit litt, da er sich durch ihre Abgeschiedenheit in seiner individuellen Entwicklung blockiert fühlte. Für Tal war das erste GOLD-KIDS-Konzert, dem er mit mir im selben Jahr beiwohnte, eine Art Offenbarung gewesen. Auch was Tattoos, Lifestyle und Radikalität betraf, hatten die GOLD KIDS wohl einen nicht minder schweren Einfluss auf ihn. André dürfte wohl ein Typ gewesen sein, der monogame Beziehungen stets verachtet hatte und Menschen wahrscheinlich noch weniger vertraute als Tal. 2019 war Tal für ein Benefizkonzert der GOLD KIDS nach Cagliari, der

Hauptstadt Sardiniens, geflogen. Und auch wenn die Band, die sich schon beinahe zehn Jahre vor diesem Gig aufgelöst hatte, beinahe nur Songs der ersten EP spielte, war es doch eines der intensivsten Konzerte, das er jemals besucht hatte. Da er und Hanna die einzigen Ausländer auf diesem Konzert waren, kamen sie nach dem Gig schnell mit Andrè ins Gespräch, und die drei verabredeten sich für den nächsten Abend in einer Bar in Cagliari. Für Tal eine Art Ritterschlag, da er die Band beinahe so verehrte wie MODERN LIFE IS WAR oder DEFEATER – eine Band, die er in den Jahren zuvor so inflationär gehört hatte, dass ihm Hanna schon zu Beginn ihrer Beziehung den Kosenamen „Fiete" gab. Immer noch zehn Mal besser als „Schatz" oder „Hase". Er wäre gerne wieder so genannt worden, auch wenn es ein Name war, der nur Hanna gebräuchlich war. Textzeilen wie jene des Songs: *When Leaving Was The Cure*: „I was born October '79. My mom was quite young. My dad was 25. They made a mistake that gave me a life. They said they wanted, I guess they lied", war nur einer von vielen Versen, die Tal bis ins Mark erschütterten, auch weil sie von Andrè so unverblümt umgesetzt wurden, dass es wehtat, gleichzeitig aber so viel Wahrheit mit sich trugen, dass man nicht anders konnte, als ihn dafür zu lieben. Neben erstgenannten Bands war wohl keine Hardcore-Band jemals so authentisch gewesen, vor allem aufgrund ihrer Texte.

28. Kapitel

Broken Heart // Broken Home

Jetzt bin ich zurückgekehrt in das Land der Aufrechten, der Starken und Weisen
Brüder und Schwestern jenseits des bleichen Waldes
Oh, Kinder jenes Waldes, wer von euch will hetzen auf der Jagd?
Jetzt kommt die Nacht mit ihrer purpurnen Legion
Zieht euch nun zurück in eure Zelte und in eure Träume
Denn Morgen betreten wir die Stadt meiner Geburt
Ich möchte bereit sein

JIM MORRISON

Auch ich hatte in den letzten Wochen ziemliche Beziehungsprobleme und einige andere belastende Dinge aufgestaut. Tal war schon immer ein spontaner Typ gewesen und wie wir bereits wissen, vor allem dann, wenn es Reisen oder Ortswechsel betraf. So ließ er sich nicht zwei Mal bitten und besuchte diesmal mich in den entlegensten Winkeln der Zerbrochenen Stadt, die zwar weniger finster waren als die Nischen in der Hütte, in denen er zu verschwinden drohte, dafür umso tückischer und haltloser. Was Tal und die Zerbrochene Stadt betrifft, so kann man auch hier durchaus von einer Hassliebe sprechen. Denn im Vergleich zu mir und den meisten unserer Freunde war Tal niemals wirklich dort angekommen. Bis zu einem gewissen Grad weiß ich aber auch wieso. Die Zerbrochene Stadt war dreckig und laut, und nirgendwo sind die Menschen unfreundlicher, außer vielleicht in Paris. Hektische Menschenmengen sind nicht jedermanns Sache, was Tal betraf, gab es aber auch noch andere Hintergründe. Denn wie bereits erwähnt war ihm sein Leben ohne die Berge nicht allzu viel wert. Er atmete ihre steilen Abhänge, ihre kühle Frühlingsluft und ihre unnachgiebige Kälte. Nie würde er sich auf Dauer mit diesen grauen Bauten und diesen bedeutungslosen Mauern aus Beton anfreunden können. Nie könnte er diesen Moloch Heimat nennen. Aber für ein paar Tage und/oder durchzechte Nächte hatte er sich dort dann doch immer sehr wohl gefühlt.

Tal und ich trafen uns am frühen Abend in der Wohnung einer alten Freundin, die wir beide noch aus unserer Schulzeit kannten. Es war eine interessante Zusammenkunft. Wir alle drei hatten uns am selben Tag kennengelernt, an einem Spätsommertag vor nicht ganz 19 Jahren. Ich fand es irgendwie bezeichnend, dass wir uns nach all den Jahren, in denen wir uns natürlich dazwischen auch immer wieder aus den Augen verloren hatten und jeder seine eigenen Wege ging, nun aber in unseren dunkelsten Stunden trotzdem kompromisslos beistanden, als hätte es die Entfremdung in unserer Freundschaft nie gegeben. Tal war ziemlich aufgekratzt, als er auftauchte, behauptete jedoch, einen der besten Tage der letzten Monate zu haben. Gleichzeitig gestand er sich ein, dass es vor allem deswegen morgen mit seiner Stimmung wieder bergab gehen würde, schließlich war seine gute Laune irgendwie zu schön, um wahr zu sein. Es brauchte nur ein Bild von Hanna auf Instagram und JOHNNY CASHS *Hurt*, dass er in Sekunden wieder kippte. Ich war so müde, ihn leiden zu sehen, so müde zuzusehen, wie er immer wieder fiel und jedes einzelne Mal auf wackligeren Beinen stand, als das Mal zuvor. Diese Zeit, in der wir leben, ist einfach die falsche für Menschen mit einem sanften Wesen und einem emsigen Herz.

Für ihn würde Hanna eben niemals seine Ex-Freundin sein, immer nur seine große Liebe und er verstand nicht, warum er nicht genug war. Nie wollte er ihr Feuer kontrollieren, er wollte ihr nur nahe genug sein, um sich daran zu wärmen. Wüsste sie nur, wie unverzichtbar all diese kleinen Momente mit ihr für Tal waren, hätten ihre Wege eine andere Richtung eingeschlagen? Oder liebte oder vermisste sie ihn erst dann, wenn er nicht mehr war? Es dauerte nur ein paar Monate, dass er von jemanden, der ihr anvertraut war, zu jemanden wurde, den sie irgendwann einmal gekannt hat. Ich glaube fast, ich begriff schon vor ihm, dass er nie wieder derselbe sein würde, wie vor den verhängnisvollen Tagen im letzten Herbst. Es tat ihm jedoch sichtlich gut, die Hütte in den Bergen zumindest für eine Nacht und ein paar Stunden hinter sich zu lassen. Es tat ihm gut, der Einsamkeit zu entfliehen, auch wenn er natürlich dort oben nicht immer allein gewesen war. Auch tat es ihm gut, alte Freunde zu sehen, da die Vergangenheit auch so etwas wie ein Anker sein kann, der einen hält, und sollte der Untergrund noch so glatt sein. Auch hatte er in der Zerbrochenen Stadt endlich wieder die Gelegenheit, an etwas Kokain zu kommen, das er in den letzten Tagen, vor allem nach Hannas Wutausbruch, so schmerzlich vermisste. Er hatte die Hoffnung aufgegeben, dass sie jemals wieder zur Vernunft kommen würde, und wusste, dass er sich nur helfen konnte, indem er das Beste aus seiner Situation machte, auch wenn er absolut keinen Plan hatte, wie er das anstellen sollte, da er von jeglicher Form von Normalität so weit entfernt war wie überhaupt möglich und ein Neuanfang weitaus mühsamer war, als dass es für ihn irgendeinen Sinn ergeben hätte. Auch wusste er, dass eine Waffenruhe doch noch immer irgendwie Krieg bedeutete und niemals die Definition von Frieden sein konnte.

Aber ich fand es immer interessant, wie hin- und hergerissen Tal stets zwischen diesen zwei Welten war. Auf der einen Seite brauchte er die Großstadt und auf der anderen Seite hielt er es dort nie mehr als ein paar Tage aus. Aber Tal war wohl generell ein Mensch der Widersprüche. Er hätte sein beschissenes Leben als Musiker wahrscheinlich ohne zwei Sekunden zu überlegen gegen ein paar Nächte mit Hanna getauscht, so verzweifelt war er an diesem Punkt bereits, aber jene, die bis jetzt durchgehalten haben und denen ein Talent innewohnt, zwischen den Zeilen zu lesen, haben dies wohl schon erahnt. Prinzipiell sollte man sich niemals für einen anderen Menschen so stark verändern, vor allem nicht auf Dinge verzichten, die man liebt. Das wusste auch Tal. Aber in seiner Hilflosigkeit kam er eben nicht drumherum, sich solche Gedanken zu machen oder absurde Kompromisse einzugehen. Zum Glück ist es so weit nie gekommen, denn ohne Musik wäre er wohl wie eine Pflanze ohne Wasser einfach eingegangen und verwelkt.

29. Kapitel

How Can You Sleep At Night?

Der Tod ist nicht nur das Ende des Lebens, sondern auch ein Heilmittel gegen das Leben. Man ist nirgends so geborgen wie in einem Sarge.

CLAUDE TILLIER

Wie ihr euch vielleicht vorstellen könnt, entstand dieser Roman als direkte Folgeerscheinung von Tals Reise und Verschwinden in den Bergen. Ich hatte mir schon jahrelang vorgenommen, unsere Geschichten aufzuschreiben, weil unsere Freundschaft, zumindest für mich in dieser Form, eine einzigartige war. Ich liebte Tal wie einen Bruder und er mich mindestens genauso, wenn nicht noch mehr. Da ich keine Geschwister habe, war Tal für mich immer eine Art Bruderersatz. Anders wäre es wohl kaum möglich gewesen, Tals Erlebnisse, sowohl die der Vergangenheit als auch jene in den zwei Monaten auf der Hütte, so detailliert nachzuerzählen und wiederzugeben. Leider führte Tal nie so etwas wie ein Tagebuch, denn das hätte die Sache wohl etwas erleichtert. Man konnte jedoch auch viel aus seinen Liedtexten und Gedichten über ihn erfahren, in denen er seine Gefühle und Erlebnisse meist sehr offenherzig schilderte. Sie waren eine Art Seelenspiegel, was einige seiner Freunde, unter anderem auch Hanna, nicht besonders klug fanden, da man sich sehr verletzlich macht, wenn man so viel von sich preisgab, wobei sie wohl auf lange Sicht auch recht behalten sollten. Einige von ihnen nannten seinen offenherzigen Umgang mit seiner Lebensgeschichte gar einen Seelen-Striptease. Aber da Tal sonst nicht wahnsinnig extrovertiert war, war das eben seine Form, sich auszudrücken und sein Herz etwas zu entlasten. Jeder hat sein Päckchen zu tragen, das ist mir schon klar, aber das von Tal, Finn und Johann wog dann eben doch etwas schwerer als bei den meisten anderen Menschen, die halbwegs behütet aufgewachsen sind. Zugute kam mir, was diesen Roman betrifft, Tals Eigenschaft, sich unabsichtlich ständig zu wiederholen und zu vergessen, welchen seiner Freunde er welche Geschichte bereits erzählt hatte. So blieben nicht nur bei mir, sondern auch bei vielen anderen unserer Freunde viele Details hängen, ohne die Tals Geschichten wahrscheinlich oft keinen Sinn ergeben hätten. Ich habe, um Tals letzte Wochen vor seinem Verschwinden zu rekonstruieren, mit einigen seiner Freunde, vor allem mit Bela, Johann und Kim gesprochen, die ihn alle drei häufig in den Bergen besucht hatten. Diese Dialoge haben diese Erzählungen sicher nochmal aufgewertet. Denn trotz unserer fast täglichen Telefonate und den paar Tagen, die auch ich mit ihm auf der Hütte verbracht hatte, hat mir Tal doch einige Sachen verschwiegen, die erst im Nachhinein ans Licht kamen.

Ursprünglich hatte ich auch ins Auge gefasst, mit Hanna über Tal zu sprechen, als ich jedoch gehört habe, wie sie ihn bei ihrer letzten Begegnung behandelt hatte, bin ich wieder von diesem Vorhaben abgekommen. Ich weiß nicht, ob sie von Tals Verschwinden wusste oder wie viele kleine Tode er in den letzten Monaten bereits gestorben war, aber der Fakt, dass sie schon zuvor seinen Tod in Kauf nahm, weil sie zu sehr mit sich selbst beschäftigt war und ihm jede Menge Altlasten nachtrug, spricht wohl Bände. Er war ihr anvertraut, mehr noch als mir, sie hätte schon vor Jahren eingreifen müssen, doch sie hat ihm lieber zugesehen, wie er neben ihr zu Grunde ging, in erster Linie wohl, um ihn für seine Fehltritte zu bestrafen. Soweit ich von Tal weiß, hat ihn abgesehen von ihrer letzten Begegnung, niemals etwas so verletzt, wie ihre Gleichgültigkeit in den beiden Sommern vor ihrer Trennung. Und ich bin mir sicher, hätte Tal zu dieser Zeit eine Waffe besessen, hätte er sich damit mit Sicherheit ins Gesicht geschossen, auch wenn er gewalttätigem Suizid, nachdem er sich einst seine Pulsadern bis zur Armbeuge aufgeschnitten hatte, eigentlich abgeschworen hatte. Mit einer Pistole würde es aber zumindest schnell und schmerzlos gehen, auch wenn der Anblick sicherlich kein schöner gewesen wäre.

Jedenfalls hatte ich ursprünglich angedacht, Hanna das ausgefertigte Manuskript erst Probe lesen zu lassen, um vielleicht einige Dinge zu ihren Gunsten abändern zu können. Dieses Privileg hat sie so jedoch verspielt. Ich glaube, wenn es nicht ihre eigene Unfehlbarkeit wäre, hätte sie es Karma genannt. Ich habe mich mit Hanna eigentlich immer gut verstanden und fand auch, dass die beiden ausgezeichnet zueinander gepasst hatten. Sie waren quasi das Musiker-Traumpärchen der Neinsager-Stadt. Bis heute verstehe ich nicht, was ihr Problem war. Einige Zeit nach Tals Verschwinden erfuhr ich, dass sie zu dieser Zeit schon einige Wochen mit einem gemeinsamen Freund der beiden zusammen war, nicht unbedingt ein feiner Zug, war aber irgendwie vorauszusehen. Sollen die beiden glücklich werden und sich lieben, dagegen ist kein Kraut gewachsen, und ich bin mir sicher, auch für Tal wäre ihre neue Beziehung auf lange Sicht in Ordnung gewesen, wenn er natürlich erst zusätzlich getrauert hätte. Tal war keiner, der anderen ihr Glück missgönnte, egal um was es ging. Dieser Move zeugt ein weiteres Mal davon, dass sie irgendwann einfach damit angefangen hat, sich zu wichtig zu nehmen. Tal hatte diese Vermutung schon im Dezember geäußert, dass er glaubt, dass da was laufen könnte, aber er hat es zum Glück nicht mehr wirklich mitbekommen.

Klar haben Tal und Hanna viel gestritten, was aber eben hauptsächlich eine Randerscheinung ihrer Arbeitswut war. Auch hatte sie ein Talent dafür, Leute so richtig auf die Palme zu bringen, weshalb sie schon in vorherigen Beziehungen mit einem Küchenmesser bedroht wurde oder ein anderer Ex damit gedroht hatte, sie zu überfahren. Ihre Arbeitswut provozierte Tal aber noch weit mehr als ihr sonstiges Verhalten. Und ja, klar hat man keine Geduld mehr für den Partner, wenn man jeden Tag drei Überstunden macht, was eben häufig zu Streit führte, da sich Tal ständig vernachlässigt fühlte. Trotzdem fand ich es nicht fair, dass sie ihn wegen solcher Lappalien wie eine heiße Kartoffel fallen ließ und so den Lauf der Geschichte ungebremst ins Abseits manövriert hat. Vor allem da wir wissen, wie sehr Tal sich eine Aussöhnung gewünscht hätte. Anstatt ihm wie es sich für eine Freundin oder die „große Liebe" gehört, die Hand zu reichen, hat sie ihm einen Strick gegeben. Hätte er sie jemals betrogen, geschlagen oder ihr sonst irgendeine Art von Leid zugefügt, könnte man diese Kapriolen wohl noch eher nachvollziehen, aber so verstand er schlicht die Welt nicht mehr. Und auch wenn sich Tal damals, als es um das Einschläfern ihres Hundes ging, sicherlich falsch verhalten hat, so war Hannas Verhalten Tal gegenüber im Vergleich dazu wirklich unverzeihlich und mit nichts zu rechtfertigen. Nicht die Trennung und schon gar nicht die Art, wie sie mit ihm umging. Sie hatte, wie bereits erwähnt, sogar seinen Tod in Kauf genommen. Welch ein kaltes Herz muss man haben? Sie hätte die Heilung sein sollen, doch stattdessen war sie die Krankheit und der Dolch in seinem Gewande. Was muss das bloß für eine „Liebe" gewesen sein?

30. Kapitel

Fire Walk With Me

Zuletzt bleibt nur der Wind. Wenn alles nicht mehr sein wird, Tränen, Hunger und Musik, dann wird nur noch der Wind sein. Er überdauert alles, Stein und Straße, selbst die unsterbliche Liebe. Und er wird in dem kahlen Gesträuch über unseren verschneiten Gräbern tröstlich singen. Und er wird an den Sommerabenden mit den süßen Blumen verliebt tun und ihnen zum Tanz spielen – heute, morgen, immer. Er ist die erste und letzte große Symphonie des Lebens und sein Atem ist die ewige Melodie, die über Wiege und Sarg singt. Und neben seinem Raunen, Orgeln, Lispeln, Donnern und Pfeifen hat nichts anderes Bestand. Auch der Tod nicht, denn der Wind singt über den Kreuzen und Knochen, und wo er singt, da ist das Leben. Denn die Blumen sind ihm verfallen und sie lachen über den knöchernen Tod, die Blumen und der Wind.

WOLFGANG BORCHERT

Am drittletzten Abend seiner Reise verbrannte Tal all die Notizen, die er in den letzten Wochen aufgezeichnet und gesammelt hatte, in einer Art Freudenfeuer am Rande des Waldes, auf einem Platz, der ihn schon als Kind magisch angezogen hatte. Er verbrannte alle Aufzeichnungen bis auf jenes Schreiben, dass am Ende sein Abschiedsbrief werden sollte. Nicht mal die Fotoalben der letzten Jahre verschonte er, seine Lebensgeschichte in Form von Bildern und Momentaufnahmen, die einst der größte Schatz seiner Welt gewesen waren. Sie wären für ihn ohnehin bald schon eine Galerie von

Toten gewesen. Dieses Zerwürfnis mit seinen eigenen Manuskripten glich für ihn einer Art Erlösung oder zumindest teilweise dem, was er ursprünglich seine Katharsis nannte. Doch im Endeffekt waren es Fackeln im Sturm; der Wind, den er zuvor gesät hat und die damit einhergehende, fragwürdige Ernte, die er in diesen Tagen einholen würde. Er griff nach dem Tod am Ende der Kerze und suchte nach etwas, das ihn schon gefunden hatte. Weltenasche oder unvermeidliche Auflösung. Unabdingbares Sterben und Heimgang, zugleich ein Lebewohl als letzte Worte. Aus. Es hatte für ihn fast etwas Episches, als die Flammen gen Himmel schlugen, auch wenn das Feuer nicht all zu hoch gewesen sein dürfte, vor allem, da das Ganze generell etwas unvernünftig war, da Tal es nur ein paar Meter neben dem Wald entfachte. Da aber die meisten der letzten Tage eher regnerisch und feucht gewesen waren, machte sich Tal darüber nicht allzu viele Gedanken. Es sollte der Abend sein, an dem Espen und Bela ihn besuchten und ihm halfen, das Feuer zu entfachen. Bela war schon immer ein zynischer, jedoch unglaublich lustiger Gesprächspartner, der fast durchgehend Geschichten erzählte, bei denen man Minuten lang nicht mehr aus dem Kopfschütteln rauskam. Schon als Tal noch ein Jugendlicher war, erzählten Bela und seine Freunde, die großteils mehr als fünf Jahre älter waren, Tal immer die befremdlichsten und absurdesten Geschichten, die so auch keinesfalls nachahmenswert und auch nicht wahnsinnig gehaltvoll, aber definitiv immer für einen Lacher gut waren.

Espen hasste solche Geschichten. Er war schon immer der normalste in der Gruppe gewesen, trank nicht und nahm keine Drogen. Irgendwie hatte er es immer und oft bis in die Morgenstunden nüchtern mit uns ausgehalten. Also wird wohl auch er Spaß an all den dummen Geschichten gehabt haben. Tal hat immer betont, dass er Espen nur ein einziges Mal in all den Jahren mit ihm in einer Band und als Freund betrunken gesehen hat, und das war in der Nacht des *Spiderman 3*-Fiaskos, gleichzeitig eine der besten Geschichten, die Tal und seine Kumpels jemals erlebt haben.

Nach einem mehr oder weniger erfolgreichem Konzert in der Verlorenen Stadt waren die Jungs von INTO BREATHLESS SLEEP, unter anderem Bela, Kim, Espen und Tal noch in der Stadt unterwegs und landeten auf irgendeiner Art Partyschiff, dass am Rande des zur Stadt gehörigen Flusses lag. Tal und der Rest hatten schon vor dem Konzert gut getankt und auch jede Menge Speed gezogen, weshalb die Meute ziemlich aufgedreht war. Sie hatten auch zwei E's dabei, die aber nicht für sechs Leute ausreichten, weshalb sie sich auf die Suche nach mehr machten. Das Partyschiff war dafür gar nicht mal so eine schlechte Adresse, und schon bald hatte Bela einen Typen gefunden, der Pillen verkaufte. Auf die Frage Belas, wie viel eine Tablette denn kosten würde, sagte der Typ nur plump: „Wie dringend willst du sie denn kaufen?", was sie alle etwas überforderte. Natürlich kann man sich vorstellen, dass der Typ die Gruppe ziemlich abgezockt hat, aber sie wollten es eben wirklich dringend kaufen. Nun hatten sie sechs Pillen für sechs Leute, die jedoch unterschiedlich stark waren. Und dass man so etwas mittlerweile googeln kann, indem man die jeweilige Farbe, das Motiv und dazu „Ecstasy" in die Suchmaschine eintippt, hatte damals leider niemand bedacht und so wurden die Pillen beliebig verteilt. Das ist vor allem in diesem Zusammenhang wichtig, da einige der Gruppe das Zeug besser vertrugen als andere. Kim gehörte eher zu den anderen und bekam natürlich eine der stärkeren Pillen, weshalb er schon auf dem Schiff in puncto Dance Moves ziemlich steil ging. Selten hatten die Jungs so viel Spaß wie an jenem Abend. Vor allem,

als sie gegen vier Uhr morgens wieder zurück in der Unterkunft waren und Kim einen großartigen Dialog mit Bela führte, während Bela meist in normaler Lautstärke sprach und Kim bei seinen Antworten oft fast schrie. Das Ganze lief ungefähr so ab:
„Kim, was ist die beste Band der Welt?"
„Se BEATLES!"
„Und was ist sonst musikalisch noch geil?"
„Die ‚Muddy Banks' ist geil ... aber leider nicht so geil wie die ‚Dirt'!!!"
An diesem Punkt war Kim schon ziemlich enthusiastisch und laut geworden, die Story geht aber noch weiter. Und nach einer kurzen Pause Kim dann so zu Bela:
„Der beste Film der Welt ... weißt Du, was der Beste Film der Welt ist? *Spiderman 3*. Warum *Spiderman 3*? Weil der ist so ... konföderiert!"
Kim wollte wahrscheinlich konfiguriert sagen, ihm kam jedoch nur noch „konföderiert" (die Südstaaten im amerikanischen Bürgerkrieg und ein Wort, das er wahrscheinlich noch nie verwendet hatte) in den Sinn. Er rieb dabei seine Finger vor seinem Gesicht und schaute lächelnd, fast grenzdebil in Belas Richtung. Die komplette Truppe konnte sich vor Lachen nicht mehr halten, denn Kims damit einhergehender Gesichtsausdruck sprach aufgrund der starken Pille ebenfalls Bände. Unvergleichlich. Zudem kam einer der Schlaumeier auf die Idee, das Ganze mit dem Handy zu filmen, weshalb sich das Video in den Folgemonaten in der ganzen Neinsager-Stadt verbreitete. Das Wort „konföderiert" sollte in den kommenden Jahren zu einer Art Standardspruch verkommen, da das Wort für alles verwendet wurde, das irgendwie cool oder geil war, egal ob Musikalben, Schuhe oder selbstgemixte Getränke, ganz egal. Was man vielleicht auch noch erwähnen sollte: Kim hasst *Spi-*

derman 3 und hat ihn genau einmal mit seiner Exfreundin gesehen. Keiner weiß, warum er ihn dann damals so „konföderiert" fand, schon gar nicht er selbst. Vielleicht ist diese Geschichte auch eine von jenen, die einfach witziger ist, wenn man dabei gewesen war, ich fand sie aber einfach trotzdem zu absurd, um sie nicht aufzuschreiben. Irgendwo existiert sicher auch noch das Video zu diesem Vorfall, ist es doch schließlich mittlerweile so etwas wie Allgemeingut geworden.

31. Kapitel

So Fucking Cold, So Fucking Cold As Life

*There is a poem called "Distress" carved into my chest
It had three words, but the poet scratched them out
It was three empty words that dug my grave
It was three empty words that bled me dry*

HARAKIRI FOR THE SKY – THREE EMPTY WORDS

Einen Tag, nachdem Tal aus der Zerbrochenen Stadt in die Hütte zurückkehrte, färbte er sich sein zu dieser Zeit etwa schulterlanges blondes Haar schwarz. Ich frage mich nach wie vor, was die Intention dahinter war, aber ich schätze, es dürfte wohl ein Ausdruck seiner Trauer gewesen sein. Da er sowieso meistens schwarz trug, musste er dem Ganzen wohl noch irgendwie anders Nachdruck verleihen. Wahrscheinlich nicht unbedingt nur wegen Hanna, sondern sicherlich auch wegen dem Leben, das er lassen musste. Er hatte seine Frisur in beinahe 20 Jahren nicht verändert, weshalb er wohl glaubte, dass es Zeit war, diesen Schritt zu tun. Das Ergebnis war, naja, sagen wir annehmbar. Wahrscheinlich half ihm diese Verwandlung auch ein wenig, um noch mehr zu dem Schatten zu werden, der er in diesen Tagen sein wollte. Die Farben wurden wieder blasser und auch die Stürme, die ihn vereinnahmten, sollten sich wieder von Stunde zu Stunde mehren. Die Schatten hatten ihm erneut das Licht genommen, jegliche Zuversicht, und ihm blieb nur der Durst in seinen Augen. Er war schon um sieben Uhr frühmorgens aus der Zerbrochenen Stadt aufgebrochen, da er sowieso nicht schlafen konnte und war so schon kurz vor Mittag wieder in seinem Refugium angekommen. Auf dem Weg in die Hütte hatte er noch Bier, Schnaps und Zigaretten besorgt. Er beschloss also weiter zu trinken, bis er müde werden sollte, telefonierte erst vier Stunden mit seinem Bandkollegen Sebastian, den er schon seit seiner Flucht nicht mehr getroffen hatte, und erzählte ihm alles, was in den letzten Wochen in der Hütte vor sich gegangen war, und auch von seinem Aufenthalt in der Klinik. Sebastian war schon immer einer derjenigen, die Tals Humor am besten verstanden, und den er mit so ziemlich jeder lustigen oder dummen Geschichte zum Lachen bringen konnte. Sebastian freute sich sehr, dass Tal sich zusätzlich zu der neuen Wohnung in der Neinsager- auch wieder ein Zimmer in der Zerbrochenen Stadt gemietet hatte und er so wieder mehr Zeit mit ihm verbringen konnte. Wie gesagt, das Gespräch dauerte etwas über vier Stunden. Zu diesem Zeitpunkt war Tal etwa seit 48 Stunden wach und das ganze Speed und Kokain hatten seine Nasenscheidewand so weit angegriffen, dass Flüssigkeit aus seiner Nase rann wie Bier aus einem Zapfhahn. Nach einem weiteren längeren Telefonat mit seiner älteren Schwester, in dem es hauptsächlich darum ging, wie unmöglich sich Hanna einige Tage zuvor verhalten hatte, telefonierte er auch noch mit einer älteren Freundin. Tals Schwester hatte ebenfalls einen Ex, der ein ziemliches Arschloch war, mit dem sie leider auch ein Kind hatte, weshalb sie mit ihm Kontakt halten musste. Tal war der Typ schon vor 20 Jahren ein Dorn im Auge gewesen, weshalb er vor einigen Jahren darüber nachdachte, ein paar hundert Euro auszugeben, um den Typen mal so richtig verprügeln zu lassen. Tal hatte einen Bekannten, der gute Freunde bei der albanischen Mafia hat. Die hätten das, soweit ich mich erinnern kann, schon für 300 Euro gemacht. Klassisch, von hinten Sack über den Kopf, ein paar Mal drauf geschlagen und ab in den Wald, wo es dann richtig zur Sache gehen sollte. Tals Bekannter, der auch irgendwelche Videos von den Typen auf dem Handy hatte, wie sie anderen Typen wegen Drogen- oder Geldschulden Finger abschnitten, hat ihn jedoch auch davor gewarnt, dass wenn sich der Ex seiner Schwester großartig wehren oder zu laut herumschreien sollte, es bei solchen Überfällen auch durchaus vorkomme, dass sie den Typen tot oder behindert schlagen würden, und dass er, also Tal als Auftraggeber das halt auch mit seiner Moral verantworten können müsse, schließlich wäre der Typ wahrscheinlich noch am Leben, hätte ihm Tal nicht die Albaner auf den Hals gehetzt. Das ging Tal dann aber doch zu weit, weshalb er davon absah, diese Grenze zu überschreiten. Dafür überlegte er nun selbst, den Typen zu überraschen und niederzuschlagen, kannte er doch die Strecke, die er zum Joggen nutzte. Tal war nicht ganz zwei Meter groß und wog damals noch etwa 90 Kilo. Und gegen einen Hünen dieses Formats haben normal große Menschen selten eine Chance. Tal war dann doch zu friedfertig veranlagt, von dem Attentat zusammen mit Adam mal abgesehen. Kämpfen konnte er aber nicht. Laut Sam verhielt sich Tals Kraft ähnlich der einer Kuh, sie ist zwar stark, aber weiß nicht, wie sie diese Kraft einsetzen muss, um sich zur Wehr zu setzen. Ich bin nach wie vor der Meinung, er hätte ihn einfach umhauen sollen, denn der Typ hätte es wirklich verdient.

Das Gespräch, das folgen sollte, bei dem Tal mit einer Freundin von früher telefonierte, ging in eine andere Richtung. Auch ihr erzählte er die Geschichte von Hanna. Tals alte Freundin Lisa war noch nie ein großer Fan von Hanna und war einige Male dabei gewesen, als sie Tal runtergemacht hatte. Tal und Lisa hatten sich den Großteil seiner Beziehung mit Hanna wegen eines dummen Streits aus den Augen verloren und sie trat erst im letzten Winter wieder in sein Leben, als Hanna schon gegangen war. Lisa riet Tal, doch endlich Sara anzurufen, eine junge Frau, mit der Tal etwa ein dreiviertel Jahr zwischen Nora und Hanna etwas am Laufen hatte. Die beiden hatten sich wunderbar verstanden und Sara war bis über beide Ohren in ihn verliebt. Richtig zusammen waren die beiden jedoch nie gewesen und Tal wundert es bis heute, dass Sara diesen Punkt in all den Monaten nie angesprochen hatte, wahrscheinlich nicht, weil sie nicht darüber sprechen wollte, sondern, weil sie Angst vor der Antwort hatte. Hätten sie sich zu einem anderen Zeitpunkt getroffen, hätte das Ganze auch sicherlich funktioniert, schließlich hatten sie jede Menge Gemeinsamkeiten. Sara hat schon immer ein Problem mit ihrem Vater gehabt und Tal war von seinem Wesen her eher so etwas wie ihr „Anti-Vater". Aber irgendwie war Tal nach der langen Beziehung mit Nora emotional anscheinend noch nicht bereit für etwas Festes gewesen, weshalb er diese Liaison irgendwann beendet hatte, was Sara sehr verletzte. Was man an dieser Stelle jedoch auch dazu sagen muss, ist, dass Tal mit 26, was Beziehungen betrifft, ein ziemlicher Depp war, da er sich meist sehr egoistisch verhielt und seine Bedürfnisse überwiegend mehr zählten als die seiner Freundinnen, auch wenn er sich für Hanna in diesem Punkt deutlich gebessert hatte. Sara hatte im Vergleich zu Tals anderen Freundinnen eine von Tals übelsten und selbstkonzentriertesten Phasen abgekommen. Auch danach, als er schon mit Hanna zusammen war, hatte er sich ihr gegenüber wie das größte Arschloch verhalten und sie auf Konzerten oder wenn er sie sonst wo traf, meist ignoriert. Und spätestens, als sie ihm vor etwa drei Jahren eine E-Mail geschrieben hatte, so löste diese, auch wenn Tal sie nie beantwortet hatte, in ihm aber doch eine Art Reue und Umdenken darüber aus, wie er mit ihr umgesprungen war. Zumindest hatte sie es damals gut mit ihm gemeint und hätte ihn sicherlich nie wegen irgendwelcher Lappalien vor die Tür gesetzt.

Tal hatte seit beinahe fünf Jahren nicht mehr mit Sara gesprochen und wie gesagt, war das Ganze nicht unbedingt im Guten auseinander gegangen. Lisa hatte jedoch ihre Nummer, da sich die beiden ebenfalls kannten, weil beide Hobby-Fotografinnen waren. Sie war sich ziemlich sicher, dass sich Sara riesig über eine, wenn auch sehr späte, Entschuldigung für sein Verhalten und über einen Anruf freuen würde und schickte ihm ihre Nummer. Tal saß nach dem Gespräch einige Minuten im Garten und wog ab, ob es klug wäre, Sara zu kontaktieren, da er sich wirklich dafür schämte, wie er sich verhalten hatte. Nach einer weiteren Line Koks und zwei Schnäpsen fasste er sich jedoch ein Herz und wählte ihre Nummer. Er hatte keine Ahnung, ob sie überhaupt abheben oder mit ihm sprechen würde. Fünf Jahre waren eine wirklich lange Zeit, vor allem bei dem was alles vorgefallen war. Aber nach zwei Tagen Dauertrinken und etwa einem Gramm Kokain in den letzten 36 Stunden hielt er es eben für eine gute Idee, sich bei ihr zu melden. Tal brauchte einen ehrlichen Neuanfang und da gehörte wohl auch dazu, sich für vergangene Fehltritte zu entschuldigen, obwohl er dies, was Nora betrifft, wo es wohl am nötigsten gewesen wäre, bis zuletzt nicht in Betracht gezogen hat.

32. Kapitel

How's Your Heart Today?

You carved me rigid and I hate you for it
You were everything I wanted at night
You were a dream, but come light
I lost what I saw in you
Through those somber windows
We were addicted to the moon light in my old room
And I couldn't tell us apart

PIANOS BECOME THE TEETH – SHARED BODIES

Sara nahm, obwohl sie wusste, dass es Tal war, den Hörer ab. Sie hatte seine Nummer immer noch eingespeichert. Das Gespräch war anfangs etwas sonderbar. Fünf Jahre sind wie gesagt eine lange Zeit, in der sich beide stark verändert oder weiterentwickelt hatten, kommt drauf an, wie man es sehen möchte. Sara, die, als er sie kennenlernte, schüchtern und unsicher war, hat sich zu einer doch recht selbstbewussten Frau entwickelt, die wusste was sie vom Leben wollte und was nicht. Tal war das Ganze anfangs dann doch recht unangenehm, weshalb er auch mal ins Stottern kam. Aber wie gesagt, er war schon zwei Tage wach und durchgehend betrunken gewesen, was die kognitiven Fähigkeiten schließlich nicht unbedingt verbessert, sondern in seinem Fall ziemlich eingeschränkt hatte. Sara war zum Glück durchwegs versöhnlich gestimmt und hörte ihm lange zu, ohne ihn zu unterbrechen.

Was ihre „Trennung" betrifft, so hatten beide ähnliche Ansichten, was richtig und was falsch gelaufen ist, wobei Sara sich auch für Dinge entschuldigte, die schlichtweg nicht ihre Schuld waren. Im Endeffekt waren viele Szenen damals ziemlich klischeehaft gewesen. Tal, der sich vor allem damals etwas zu oft in der Rolle der traurigen Künstlerseele sah, war meist sehr ich-zentriert gewesen und nahm nur wenig Rücksicht darauf, dass Sara die ganze Woche gearbeitet hatte, wenn sie sich am Wochenende sahen, denn unter der Woche kam das nicht allzu oft vor, da Tal meist irgendwo anders damit beschäftigt war, vor sich selbst davon zu laufen. Natürlich wollte Tal trotzdem sein Ding durchziehen und sich die ganze Nacht abschießen, auch wenn Sara dafür eigentlich viel zu müde war. Das mögen Kleinigkeiten sein, aber es zeigt, wie egoistisch Tal zu jener Zeit gewesen war. Es war nämlich nicht so, dass er nicht mitbekommen hatte, dass sie einfach zu müde war, um auszugehen, es war ihm einfach egal, weil er am Wochenende Party machen wollte, obwohl er auch unter der Woche ständig unterwegs oder auf Konzerten war, schließlich lebte er in der Zerbrochenen Stadt, wo jeden Tag mindestens drei Veranstaltungen stattfanden. Elliot lebte zu dieser Zeit in derselben Stadt wie Sara, weshalb Tal natürlich ständig was zu dritt unternehmen wollte, während Sara gerne mit Tal allein zu Hause geblieben wäre. Die Zeit vor und nach seinem 27. Geburtstag, als er dann schon mit Hanna zusammen war, war Tals schlimmste Sturm- & Drang-Phase, die er in seinem Leben hatte, weshalb die Party immer weitergehen musste, und wie man sich bei ihm aufgrund der anderen Geschichten nun wahrscheinlich denken kann, das oft mehrere Tage am Stück und oft, ohne dazwischen zu schlafen. Obwohl diese Exzesse, bei denen die beiden oft Tage und Nächte durchgequatscht haben, mit Hanna schlimmer waren.

Das Gespräch mit Sara dauerte schließlich fast dreieinhalb Stunden, in denen die beiden auch viele Geschichten austauschten, die sie in den letzten Jahren erlebt hatten. Beide waren viel auf Achse, Tal mit seiner Musik und Sara aufgrund ihrer Fotografie. Selbst über NIRVANA haben sie gequatscht, was schon früher oft vorkam.

Sowohl Tal als auch Sara waren keine wirklichen Freunde der Selbstmord-These, Kurt Cobain betreffend. Eine Meinung, die Tal auch mit Johann teilte, dem größten NIRVANA-Fan, den die Welt jemals gesehen hat. Es gibt kein Bootleg der Band, das er nicht sein Eigen nennen kann. Es sprechen viele Dinge gegen einen Selbstmord, in erster Linie jene, dass sich Cobain nach einer dreifachen Heroin-Dosis selbst ins Gesicht geschossen hat. Tal hatte in seinem Leben zwei Mal eine Opium-Überdosis gehabt, was zwar in eine ähnliche Richtung geht, jedoch weit harmloser ist. Aber nicht mal unter diesen, milderen Umständen, hätte Tal es geschafft sich währenddessen zu erschießen, weshalb er diese These für kompletten Humbug hielt. Selbst bei einem exzessiven Dauerkonsumenten wie Kurt Cobain. Alle drei sind und waren der Meinung, dass das Ganze auf Courtney Love (oder wie Johann sie nannte: Courtney Hate) zurückging. Auch die zwei unterschiedlichen Schriften bezüglich Kurts Abschiedsbrief weisen darauf hin, dass sie ihre Finger mit im Spiel hatte. Dabei geht es keinesfalls darum, dass Kurt Cobain nicht suizidal gewesen wäre, das war zu jener Zeit offensichtlich. Ein Selbstmord hätte aber in Tals Augen anders ausgesehen.

Es war bereits fast Mitternacht, als sich Tal und Sara endlich Gute Nacht sagen sollten. Beide waren nach diesem Gespräch erleichtert. Es ist nicht gesund, wenn manche Dinge so lange unausgesprochen bleiben, weshalb dieses Telefonat nach all den Jahren wohl für beide einer kleinen Erlösung glich. Tal wollte keine Altlasten mit in sein neues Leben nehmen. Ohne dieses Gespräch wäre für ihn ein ehrlicher Neuanfang, so wie er ihn sich ausmalte, wohl kaum möglich gewesen. Auch wenn bei so manch anderem aus seiner Vergangenheit auch noch Klärungsbedarf bestünde. Aber er hatte ja noch ein paar Tage und Nächte Zeit, auch das noch anzugehen.

Vorvorletztes Kapitel

The Sky Holds A Secret

If I were to call you
Would you come
Outside to talk
And
If it got too cold
Would you invite me in
To show me
Where you rest your head at night

PLANNING FOR BURIAL – WHERE YOU REST YOUR HEAD AT NIGHT

Es waren nur noch zwei Tage übrig, in denen Tal in den Bergen sein Unwesen treiben konnte, was bei ihm eine Art Torschlusspanik auslösen sollte. Er hatte in den letzten Tagen verstärkt an neuen Songs gearbeitet und er war eigentlich recht stolz auf das Ergebnis, obwohl er sich immer noch nur schwer konzentrieren konnte. Er wog rund ein Viertel weniger als an dem Tag, an dem er die Hütte das erste Mal betrat. Generell war er in ziemlich schlechter Verfassung, eben mehr Geist als Mensch. Er sollte am Nachmittag seine Eltern in der Gläsernen Stadt besuchen, und wurde sogar in die Wohnung gebeten. Seine Mutter hatte lange auf ihre Impfung gewartet und so war der erst Schritt hin zur Normalität getan. Er war zu diesem Zeitpunkt schon mehr als 13 Monate nicht mehr zuhause gewesen und begrüßte das Zimmer, in dem er seine Kindheit und späte Jugend verbracht hatte, versöhnlich mit den Worten „Long time no see my friend". Seine Eltern bemerkten die Schnitte und die Verbrennungen, die seinen Körper säumten und machten sich große Sorgen. Dass sich Tal oft selbst verletzte, war aber nichts Neues, weshalb sie es bei mahnenden Worten beließen. Ansonsten waren es schöne Stunden, in denen er mit ihnen durch den Wald und die glanzlos zerschlissenen Felder wanderte. Er hätte seine Mutter gerne zum Abschied nochmal umarmt, doch das wollte sie wegen der grassierenden Pandemie und trotz der bereits erfolgten Impfung immer noch nicht, was Tal nach den vergangenen Wochen unentwegt in Tränen ausbrechen ließ und auch bei seinem Vater nur auf wenig Verständnis stieß. Aber ich bin mir ziemlich sicher, sie hätte es getan, wäre sie sich darüber bewusst gewesen, was in den nächsten Tagen folgen sollte. Im Anschluss besuchte er ein weiteres Mal den Dom der Gläsernen Stadt. Der Dom war menschenleer und so ging Tal die einzelnen Hallen ab, um die mosaikartig geformten Fenster, die den Leidensweg Jesu darstellten, zu bestaunen. Dann setzte er sich erneut auf eine der Bänke und führte einen innerlichen Monolog mit der Ewigkeit, wobei er etwas die Zeit vergaß. Er war sichtlich ruhiger geworden und nach etwa einer Stunde verließ er die Gemäuer der Kirche. Er machte sich auf zum Friedhof der Stadt, um für Finn eine letzte Kerze anzuzünden. Auch hier verweilte er eine Zeit lang. Normalerweise zollte er ihm zusätzlich Respekt, in dem er etwas Bier oder Wein auf Finns Grabstein goss. Erneut eine Art Ehrdarbietung an die Gefallenen. Da es aber erst Nachmittag war und Tal Finns Grab sonst meist spätnachts besuchte, hatte er dieses Mal kein Bier dabei, weshalb eine Kerze reichen musste. Im Anschluss traf Tal zufällig auf Bela, und die beiden verabredeten sich spontan für den Abend. Es tat Tal gut, alte Freunde zu sehen und mit ihnen etwas Zeit zu verbringen. Seine Freunde waren Tal, wie gesagt, immer sehr wichtig gewesen und hatten neben der Musik den größten Stellenwert. Bela begleitete ihn noch in die Hütte, da er nicht weit davon wohnte, und die beiden hörten noch etwas Musik, vorrangig Hardcore-Bands wie FUGAZI oder HAVE HEART, die sich schon vor Ewigkeiten aufgelöst hatten, aber für beide für ihre musikalische Sozialisierung einst sehr wichtig gewesen waren. Dann verabschiedete er sich von Tal und rund um ihn wurde es wieder dunkel. Bela sollte, ohne es zu wissen, der letzte Mensch sein, der ihn zu Gesicht bekam. Tal wollte am nächsten Morgen früh raus, weshalb er sich baldmöglichst schlafen legen würde. Es fiel ihm stets schwer, Schlaf zu finden, auch mit diversen Tabletten-Kombinationen, aber das wissen wir ja bereits. Tals Nacht verlief diesmal ruhig, und er war für seine Verhältnisse am nächsten Morgen relativ ausgeruht und so auch seinem Ende immer bedingungsloser zugewandt, wie ich aus einer frühmorgendlichen Nachricht von ihm erfuhr.

Vorletztes Kapitel

Dead As Dreams

Dearest, I feel certain that I am going mad again. I feel we can't go through another of those terrible times. And I shan't recover this time. I begin to hear voices, and I can't concentrate. So, I am doing what seems the best thing to do. You have given me the greatest possible happiness. You have been in every way all that anyone could be. I don't think two people could have been happier 'til this terrible disease came. I can't fight any longer. What I want to say is I owe all the happiness of my life to you. You have been entirely patient with me and incredibly good. If anybody could have saved me, it would have been you. Everything has gone from me but the certainty of your goodness. I can't go on spoiling your life any longer. I don't think two people could have been happier than we have been.

VIRGINIA WOOLF

An Tals 57. und letzten Tag seiner Reise sollte er, wie er es sich vorgenommen hatte, schon relativ früh auf den Beinen sein, vorrangig um ein Versprechen einzulösen, das er vor einigen Wochen einer seiner älteren Schwestern gegeben hatte. Er hatte bis zum letzten Tag gewartet, da der Boden oben in den Wäldern noch immer zu hart war, um ein mehrere Fuß tiefes Loch zu graben, in dem er das Fell eines Schneehasen, das Jahrzehnte lang an eine Wand in der Hütte genagelt war, und das alte Jagdgewand ihres Vaters bestatten sollte. Beides wurde für sie zur Last und rief in ihr negative Gefühle hervor, die sie so nicht mehr bereit war, länger mit sich herum zu tragen. Tal wollte, wie gesagt, selbst Altlasten abwerfen und verstand ihren Gedankengang nur allzu gut, vor allem bei ihrer Hintergrundgeschichte, weshalb er auch anbot, diese späte Beisetzung für sie zu übernehmen. Es dauerte eine Weile, bis die Grube tief genug war, um beides dem Wald und der Ewigkeit zurückzugeben, da der Boden immer noch steinhart war. Doch Tal grub die Grube tief, was ihn einige Stunden kostete, beerdigte die beiden unliebsam gewordenen Dinge, die einst so lebendig gewesen waren, bedeckte sie mit Erde und trat den Boden darüber fest, so dass das Grab auch aus näherer Entfernung nicht mehr zu erkennen war. Trotzdem brachte er an der Begräbnisstätte ein kleines Kreuz an. Nicht aus religiösen Gründen, sondern um den Geschehnissen, die mit diesen beiden Gegenständen einhergingen, seine letzte Ehrdarbietung zu erweisen. Er blieb noch eine Weile dort und betete, so absurd das klingen mag, wenn man Tal besser kannte. Im Endeffekt war es wahrscheinlich bloße Ehrfurcht, die ihn dazu trieb, ein paar kurze Psalme gen Himmel zu schicken, auch wenn diese Psalmen inhaltlich wohl eher einen anderen Hintergrund hatten, als es diese Beisetzung erwarten ließ. Man könnte es schlicht ein Mantra nennen. Tal war Anhänger Nietzsches und glaubte zu keiner Zeit seines Lebens an Gott. Aber er glaubte an eine von der Natur gegebene Urkraft, die uns alle irgendwann wieder in Form von Asche und Staub in die Ewigkeit entlassen würde. Was auch immer das in diesem Fall bedeuten sollte. Als er dann endlich seinen Heimweg antrat, wog sein Herz schwerer denn je zuvor, auch wenn er gleichzeitig Erleichterung spürte, als wäre eine für Außenstehende unbegreifliche Last von ihm genommen worden. Eine Bürde, die nicht nur seine Schwester, sondern auch er Jahrzehnte lang mit sich getragen hatte, was, wenn man bedenkt, was in dieser Hinsicht in einem der vorherigen Kapitel geschehen war, wohl niemanden verwundern wird. Aber Tal hatte wohl auch einen Teil von sich selbst dort oben begraben und spürte so zum ersten Mal seit Jahren wieder die unerträgliche Leichtigkeit des Seins, die er so nur aus seiner Teenagerzeit kannte, auch wenn es nur wenige Stunden waren, bis er erneut zum Geist werden sollte. Denn nun, da der letzte Tag hereingebrochen war, verfiel er erneut in eine Art Panik und verehrte den Tod nicht mehr nur, sondern war bereits zu selbigem geworden und hatte dort oben in seiner Hütte alle Schritte unternommen, dass dieser ihn diesmal keinesfalls vergessen oder übersehen würde. Auf seinem Heimweg machte er Halt an einem Fluss und wusch seine Hände rein. Nicht nur wegen der Erde, die ihn aufgrund seiner Unternehmungen von oben bis unten bedeckte, sondern auch hinsichtlich der Schuld, die er so lange mit sich getragen hatte und die nur eine große Flut noch tilgen konnte. Es war nicht das erste Mal, dass Tal am Rande eines Flusses alle Hoffnung fahren ließ und sich dem verführerischen Rauschen der Fluten hingab, denn es lag zu diesem Zeitpunkt noch keine drei Jahre zurück, als er sich irgendwo in der Gegend von Three Forks, Montana, in den Wellen des Missouris verlieren sollte, der für Tal epochalsten und mächtigsten Flut von allen. Im Vergleich zu Jeff Buckley, der bei einer ähnlichen Aktion einst im Mississippi ertrank, hatte er es aber irgendwie geschafft, unversehrt ans andere Ufer zu gelangen, was erstaunlich war, denn Schwimmen gehörte ziemlich sicher nicht zu Tals Stärken. Dafür hatte er mit den Jahren ein Talent für andere Lebenskonzepte entwickelt und verstand sich etwa wie niemand besser darauf, am Abgrund zu balancieren, ohne dabei jemals gänzlich hineinzufallen. Auch Finn war ein Meister dieses Faches gewesen, doch wenn man keinen Halt mehr findet, ist der Fall meist tief und so hat ihn der Tanz auf Messers Schneide schließlich das Leben gekostet. Finn...

Ein weiterer Mensch, den Tal grundlos idealisierte. Doch über die Toten verliert man keine schlechten Worte, auch wenn Finns Dialoge mit Tal oft noch so verletzend und abschätzig waren. Finn war Tal unzählige Monate und Jahre gram gewesen, da dieser ihm Jahre zuvor die Entscheidung gegen das Sterben abgenommen hatte und er nur wegen ihm in der Psychiatrie gelandet war. Es war nur wenige Wochen vor seinem Ableben, dass er Tal endlich vergeben sollte und seinen Frieden damit machte, dass er damals so gehandelt und ihn vor dem sicheren Tod bewahrt hatte. Denn auch wenn er keine Pulsader verletzte, wäre er im Wasser trotzdem irgendwann verblutet. So bedankte er sich bei Tal, ihn gerettet zu haben, letztendlich nur wenige Wochen bevor er sich endgültig das Leben nahm. Fuck! FUUUCK! Wie soll man mit diesem Wissen weiterleben?

Wieder in der Hütte angekommen, pochte Tals Herz wie wild. Er war weder bereit, am folgenden Tag wieder in sein „normales Leben" zurückzukehren, noch hatte er die Kraft nochmal neu anzufangen. Hätte ich gewusst, dass es das letzte Mal sein würde, via Telefon seine Stimme zu hören, hätte ich wohl andere Dinge gesagt. Vor allem hätte ich ihm keine Vorwürfe gemacht und wäre ich mir seiner misslichen Lage bewusst gewesen, hätte ich wohl keine Sekunde gezögert, den weiten Weg in die Berge erneut auf mich zu nehmen. Irgendwie war mir klar, hätte ich ihn in jener Nacht gerettet, wäre sein Verschwinden nie aufgehoben, sondern lediglich aufgeschoben gewesen. Er wäre irgendwann sowieso gegangen. Ob heute, morgen oder erst in ein paar Jahren, was spielt das in diesem Zusammenhang für eine Rolle? Tal war des Lebens überdrussig und das nicht erst seit ein paar Monaten. Ich kenne keinen anderen Menschen, der solange in seiner Agonie verweilte wie Tal, keinen Menschen, der den Tod in jeder Sekunde so verehrte und gleichzeitig hasste und nur in ihm seinen Frieden finden sollte. Auch wenn ich mir da nicht ganz sicher bin, ob es nicht vielleicht doch in einigen Jahren anders gekommen wäre, vielleicht auch nur in ein paar Monaten. Zwar konnte ich Tal lesen wie ein Buch, in gewisser Hinsicht blieb er mir aber doch bis zum Schluss ein Rätsel. Er war einfach Tal und wie Finn letztendlich eine verlorene Seele. Ein Toter unter den Lebenden, der verachtete, wofür die Menschheit steht und stand. Morgen sollte er eine neue Wohnung beziehen und einen neuen Job antreten. Doch in Gedanken war er meilenweit davon entfernt, in die Zivilisation zurückzukehren. An jenem Abend saß er, bis es längst dunkel war, auf den Treppen der Hütte und blickte hoffnungsvoll dem Horizont entgegen. Nie funkelten die Sterne heller als in jener Nacht, als würden sie nur für ihn ein letztes Mal den Himmel erleuchten. Es war ein wunderschöner Frühlingstag und selbst den Wind, der wie so oft oben in den Bergen tobte, empfand Tal in jenen Stunden mehr als Segen denn als Fluch. Er saß dort, bis ihn die Kälte zurück in die Hütte trieb. Doch Hanna sollte auch an jenem Tag nicht kommen und irgendwie wusste er auch, dass er sie vielleicht niemals wiedersehen würde. Dann erhob er ein letztes Mal sein Glas, prostete ehrfürchtig den Bergen zu und verschwand wie in all den Tagen zuvor wieder in der Dunkelheit der Hütte und seiner Bedrängnis. Niemals hätte er gedacht, dass das Liebeslied, welches ihm so locker von den Lippen gegangen war, am Ende doch nur Abschiedsgruß sein sollte. Nie dachte er, dass auch diese Nacht irgendwann enden würde. Doch es war Zeit und Tal mehr als nur bereit. Und seine letzten Worte sollten ihr Name sein. Hanna. Hanna. Hanna... So, dass niemand ihn oder seine Botschaft jemals wieder überhören würde.

Letztes Kapitel

Houses We Die In

Gib ma d' Hånd Gvåtta, schlåg doch ei
Ziag mi nei in d' Eadn, dann låß mi frei

LUNAR AURORA – IM GARTN

Denn die 57. Nacht sollte Tals letzte in den Bergen werden und zeitgleich auch jene, in der er gänzlich verschwinden sollte. Aber wenn wir ehrlich sind, war es wahrscheinlich von seiner Seite aus nie anders vorgesehen und er wusste wohl schon vor allen anderen, dass diese seine letzte Reise werden würde, immer mit dem Vorsatz, jenseits der Schneegrenze Tal Linden endgültig zu töten und Jonathan gleich mit. Er war wohl einfach zu müde, um nochmal neu anzufangen, zu müde, um den Menschen nochmal wiederzufinden, der er einst gewesen war. Es waren 57 Tage und 56 Nächte, in denen er dort oben in den Bergen auf den Tod wartete, bis ihn selbiger, diesseits der 57. und letzten Trauerbrandung, endgültig in die Knie zwingen sollte. Aber auch, um mich selbst nicht allzu sehr mit Schuld zu beladen, da ich ihm, obwohl ich um sein Verschwinden wusste, nicht mehr helfen konnte, stelle ich mir das Ganze gerne als imaginäres Schachspiel, ähnlich wie in *Das Siebente Siegel* vor, wobei Tal mit lediglich seinem schwindenden Lebensmut, Whiskey, Kokain und einigen Packungen Lorazepam auf seiner Seite dem Tod mit Bedrängnis, Verrat, Entfremdung und dem Verschwinden auf der seinen, nicht mehr viel entgegenzusetzen und dieser im Vergleich zu ihm seine einzelnen Züge zudem gut durchdacht hatte. Vielleicht war sein eigener Tod für Tal aber auch die größte Party von allen, und da gab es einige in seinem Leben. Er hatte mir und Johann zwar gesagt, er hätte alle Tabletten weggeworfen, die ihn töten könnten, aber wie es scheint, hatte er uns schlicht belogen. Aber wer könnte es ihm verübeln, sich diesen letzten Ausweg, sein endgültiges Verschwinden nehmen zu lassen. Ich nicht. Vor allem war es wahrscheinlich stets sein Plan, wie der manchen Bergsteigers am Gipfel, auf ewig dort oben in der Hütte zu bleiben, dem einzigen Ort, den er neben Hanna je sein Zuhause genannt hatte.

Aber soweit ich weiß, hatte Tal in den Bergen bei Weitem nicht nur schlechte Tage, wie ich ja an einigen davon selbst beobachten konnte. Er war, als die Schneestürme endlich nachließen, viel oberhalb der Wälder unterwegs, dort wo auch Ende April noch jede Menge Schnee lag, sah von oben zu, wie der Frühling emsig das Tal überzog, und nicht nur einmal empfing ihn dabei auf einer kleinen Lichtung zwischen den Bäumen ein Blumenmeer aus leuchtenden Farben. Oft war er dabei den Tränen nahe und fühlte sich an die Tage seiner Kindheit erinnert. Nicht nur aufgrund der unerreichten Schönheit, die ihm Mutter Natur in den ersten Frühlingswochen darbot, sondern wahrscheinlich auch, weil er schon spürte, dass dieser sein letzter Frühling werden würde. Auch in seinem Abschiedsbrief, von dem es Tals Wunsch war, dass jeder, der so wollte, ihn auch lesen dürfe, war er durchaus versöhnlich gestimmt. Als hätte er trotz der traurigen Umstände in seinen letzten Tagen endlich seinen Frieden mit der Welt geschlossen. Fühlte er Vorfreude? Oh ja, das denke ich wohl. Das Datum seines Briefes war schon drei Mal durchgestrichen und neu datiert worden, und so stammte die erste Fassung seiner letzten Worte wohl schon von Mitte Dezember, derselben Nacht, in der auch Finn sich einst das Leben nahm.

Im Vergleich zu Finn hatte er jedoch nichts dem Zufall überlassen, denn selbst die Liste mit Musikwünschen für seine Beerdigung las sich letztendlich wie ein Auszug aus Tals Leben. Tal machte stets klar, dass es für ihn nur eine Sache auf der Welt gab, für die es nie zu spät sein würde und für die es sich immer zu kämpfen oder sogar zu sterben lohnte, und das war die Liebe, weshalb er seinen Brief wohl auch mit dem Satz: „At least believe in something, even if it means sacrificing everything", beendete. Die Liebe war tot und der Krieg in seinem Herzen für Tal wohl nun endgültig verloren.

Als ich ihn fand, war er wohl schon zwei Tage ohne Bewusstsein, starr und eiskalt, doch über die Lautsprecher seines Laptops lief noch immer die musikalische Untermalung, welche seine letzten Atemzüge begleiten sollte: *Young Mountain* von THIS WILL DESTROY YOU und *Sun Giant*, die zweite EP der FLEET FOXES. Eine ausgezeichnete Wahl, wie ich finde. Einige Leute, vor allem Tals Mam, hätten sich von ihm weit zynischere und nihilistische Klänge als Begleitmusik für seine Reise ins Licht erwartet, ich aber nicht, dafür kannte ich ihn zu gut. Er hatte es satt, die Welt brennen zu sehen, und so stellen diese beiden Alben einen harten Kontrast zu den Wirren und der Verzweiflung seiner letzten Tage und Wochen, sowie seinem rastlosen Leben dar. Für ihn war der Krieg nach dieser Nacht endgültig zu Ende. Er hatte 57 Tage abgewartet, ob sich noch eine Notwendigkeit auftun würde, dieses Unheil abzuwenden, aber wie es scheint, musste er sich schlussendlich selbst opfern für die Welt und für das, an was er glaubte, um so endlich wieder zu sich selbst zu finden. Wir sollen ihm nicht gram sein, stand noch kurz zuvor in knappen Lettern geschrieben. Wir sollten nicht zu lange um ihn trauern, schließlich war er viel länger bei uns geblieben, als er es eigentlich wollte. Er bedankte sich bei seinen Freunden, dass sie all die Jahre für ihn so ereignisreich und unvergesslich gemacht hatten und ihm trotz seiner Schwächen stets zur Seite gestanden waren. Es war eigentlich nicht sehr viel, was Tal von dieser Welt verlangte, eigentlich nur, mit derselben Aufrichtigkeit und Kompromisslosigkeit geliebt zu werden, wie er es bei anderen tat. Geborgenheit, Zuversicht und ein Zuhause, mehr hatte er sich zu keiner Zeit seines Lebens erwartet. Und wie Tal auf Hanna, so habe auch ich mein halbes Leben auf einen Freund wie ihn gewartet und bin froh, dass ich ihn zumindest die zweite Hälfte seines Lebens indirekt begleiten durfte und ihm so, so gut es ging, den Rücken stärken konnte. Bereute er es oft, zu sehr geliebt zu haben? Manchmal, ja, aber anders wäre es nicht er gewesen. Denn trotz all dem Trübsal und der Hoffnungslosigkeit, die ihm sein Herz oft bereitet hatte, hätte er es nie gegen ein rationaleres Wesen eingetauscht und kam so irgendwann zu dem Schluss, dass es niemals die Schuld der Liebe war, dass ein unheilvoller Krieg in seinem Herzen tobte, sondern lediglich seine eigene und die der Menschen, die er liebte.

Doch dann, in der 57. Nacht seiner Wanderschaft und nach endlosen Reisen, entschlief Tal Linden dieser Welt, in der er sich zuletzt so fremd gefühlt hatte und hinterließ seinen Lieben nur seine weltliche Hülle, jede Menge Erinnerungen, diese fragwürdigen Geschichten und einen von Schwermut und Dankbarkeit durchwachsenen, jedoch kryptischen Brief, der sich so las, als wäre diese für ihn letzte Reise zum tausendsten Mal nur Aufbruch gewesen. Auch, wenn er wohl wusste, dass dieses Mal nicht er den Schlaf, sondern dieser ihn suchen und finden würde, zum letzten Mal und dieses Mal ohne Erwachen. Nach so viel Sturm & Drang und so vielen uns fremd anmutenden Wegen, entließ dieser ihn nun endlich in die Freiheit, von der er schon so lange geträumt hatte. In seinen Händen fand man eng umklammert die kleine Eichhörnchen-Puppe, mit der er und seine kleine Schwester als Kinder so gerne gespielt und welche sie ihm zu seinem 30. Geburtstag geschenkt hatte. Sein Haar war frisch gewaschen, kurz zuvor gekämmt worden und er trug die rote Strickjacke, die er erst wenige Tage, bevor er das erste Mal in die Berge aufbrach, von seinem Freund Johann bekommen und seither fast durchgehend getragen hatte. Er sah fast glücklich aus, wie er da lag, ähnlich wie einst Ophelia im Schilf, als hätte er nun tatsächlich seinen Frieden gefunden. Ich wünsche es ihm, mehr als alles andere auf dieser Welt. Für mich aber wünsche ich mir, dass ich, weil er auch mir anvertraut war, mir eines Tages selbst verzeihen kann, dass ich, so wie er bei Finn, ihn am Ende des Tages nicht mehr vor sich selbst bewahren konnte, und dass ich eines fernen Tages hoffentlich verstehen werde, was das alles für einen Sinn hatte. Das letzte Jahr hätte so niemals geschehen dürfen...

Quellenverzeichnis

1. Kapitel: Léon Bloy, French writer (1846-1917)
2. Kapitel: Rheia: Oathbreaker, Deathwish Inc., 2016
3. Kapitel: Gandr: Of the Wand and the Moon, Voices of Wonder, 1999
4. Kapitel: Vincent van Gogh, Dutch painter, as part of his death letter (1853-1890)
5. Kapitel: Friedrich Nietzsche: Also sprach Zarathustra. Schmeitzer 1883
6. Kapitel: Elie Wiesel: Die Nacht. Herder 1958
7. Kapitel: Karg: Resilienz, AOP Records, 2020
8. Kapitel: Anaïs Nin, french writer (1903-1977)
9. Kapitel: Louis Aragon, French writer (1897-1982)
10. Kapitel: Touché Amoré: Parting the Sea Between Brightness and me, Deathwish Inc., 2011
11. Kapitel: Charles Bukowski: Hollywood. Black Sparrow Press 1989
12. Kapitel: Katatonia: Viva Emptiness, Peaceville, 2003
13. Kapitel: White Lighters: White Lighters, 770449, 2020
14. Kapitel: GOTYE: Making Mirrors, Interscope, 2012
15. Kapitel: Agrypnie: F41.5, Supreme Choas Records, 2006
16. Kapitel: Nocte Obducta: Nektar – Teil 2: Seen, Flüsse, Tagebücher, Supreme Chaos Records, 2005
17. Kapitel: Christopher McCandless, American adventurer (1968-1992)
18. Kapitel: Wolfgang Borchert: Die traurigen Geranien und andere Geschichten aus dem Nachlass. Rohwohlt 1996
19. Kapitel: Defeater: Letters Home, Bridge Nine / Soulfood, 2013
20. Kapitel: Matthias Beltz, German cabaretist and author (*1945)
21. Kapitel: Rheia: Oathbreaker, Deathwish Inc., 2016
22. Kapitel: Casper: XOXO, Four Music / Sony, 2011
23. Kapitel: Wolfgang Borchert: Die traurigen Geranien und andere Geschichten aus dem Nachlass. Rohwohlt 1996

24. Kapitel: Karg: Dornenvögel, AOP Records, 2018
25. Kapitel: Harakiri For The Sky: Mære, AOP Records, 2021
26. Kapitel: Casper: XOXO, Four Music / Sony, 2011
27. Kapitel: Gold Kids: The Sound of Breaking up, Anchors Aweight / Thirty Days of Night Records, 2008
28. Kapitel: The Doors: The Palace of Exile (Absolute Live), Elektra Records, 1970
29. Kapitel: Claude Tellier: Mon oncle Benjamin. Insel Verlag 1983
30. Kapitel: Wolfgang Borchert: Die traurigen Geranien und andere Geschichten aus dem Nachlass. Rohwohlt 1996
31. Kapitel: Harakiri For The Sky: Mære, AOP Records, 2021
32. Kapitel: Pianos Become The Teeth: The Lack Long After, Top Shelf, 2011
33. Kapitel: Planning For Burial: Desideratum, The Flenser, 2014
34. Kapitel: Virginia Woolf, British author, as part of her death letter (1882-1941)
35. Kapitel: Lunar Aurora: Hoagascht, Cold Dimensions, 2012

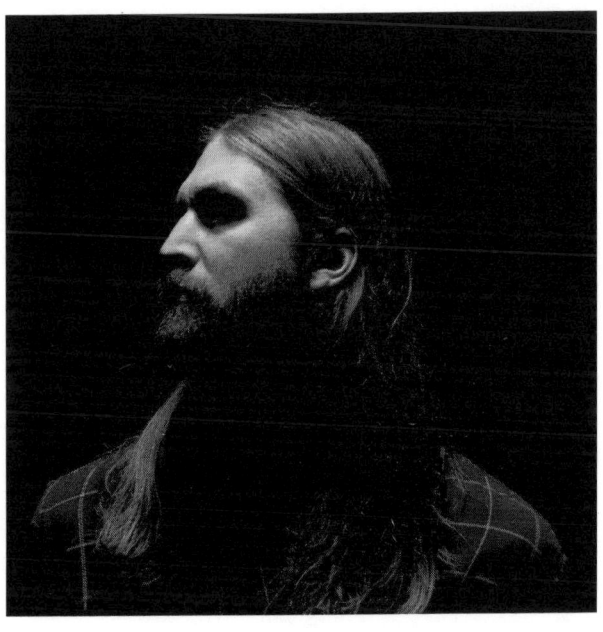

Michael J. J. Kogler, geboren und aufgewachsen in den Salzburger Alpen, hat seine musikalische Heimat bereits früh als Songwriter der Post-Black-Metal-Band KARG sowie als Sänger und Texter von HARAKIRI FOR THE SKY gefunden. Zudem ist er seit 2011 Redakteur für das Slam Alternative Music Magazine, wo er seine beiden Leidenschaften, die Musik und das Schreiben, verbindet. Literarisch wurde J. J. vorwiegend von den großen amerikanischen Klassikern der Neuzeit wie Bukowski oder Hemingway beeinflusst. Er hat einen Abschluss im Fachbereich Soziologie und lebt derzeit gleichermaßen in Salzburg wie auch in Wien. Mit dem Roman „Die Asche vergangener Winter" veröffentlicht er im November 2022 sein Debüt in der Edition Outbird.

Bereits erschienen in der Edition Outbird:
Michael J. J. Kogler | Snowburial (englisch)

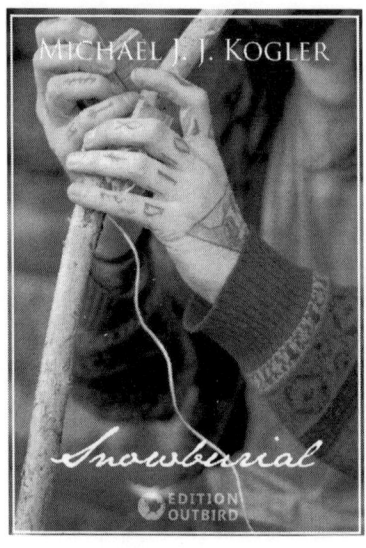

Tal Linden is a musician in his early thirties who suffers from bipolarism and struggles with drug abuse. For nearly half his life, Tal's been living on the edge, the abyss before his eyes staring right back at him. When his girlfriend Hanna breaks up with him, Tal grows serious doubts whether the life he's led was even worth living anymore. Dedicating what's left of him to finding his own great catharsis, Tal seeks refuge from the ones he loves inside a hut in the mountains, a gloomy and sunlight-deprived place where the snow doesn't melt before the last days of spring. Haunted by nostalgia, Tal more and more becomes one with the darkness that fills every corner of this dismal place which he now calls his home. Despite what seems to be utter hopelessness, Michael J. J. Kogler presents a novel with „Snowburial" a novel about both dark and light. Regardless of all the tragic happenings and love that's been lost somewhere along the way, it also recounts instances of how its protagonist had learned to live and love in the first place.

ISBN: 978-3-948887-44-5

Preis: 16,50€

Erhältlich im gut sortierten Buchhandel sowie unter **shop.outbird.net**

Bereits erschienen in der Edition Outbird:

**Dr. Katherina Heinrichs & Prof. Dr. Jörg Vögele |
Sein oder Nichtsein – Suizid in Wissenschaft und Kunst**

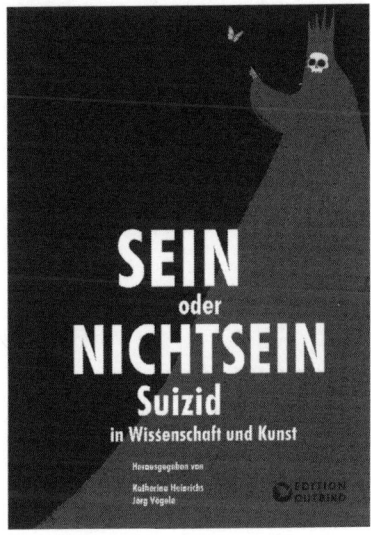

Suizid. Eine Sünde? Ein ehrenhafter Ritus? Eine Straftat? Ein Tabu? Ein Menschrecht? Der Suizid hat nicht nur im Laufe der Menschheitsgeschichte immer wieder Wandlungen durchlaufen, auch heutzutage zeigt er sich vielgestaltig und hochkomplex.
Mit diesem Buch wird das Thema „Suizid" sowohl von wissenschaftlicher Seite als auch aus künstlerischer Sicht beleuchtet. Fachleute verschiedener Disziplinen – zum Beispiel Medizin, Geschichte, Literaturwissenschaft, Psychologie – treffen auf Kunstschaffende, die sich alle gemeinsam dem Sujet widmen. Außerdem bekommen Betroffene, Hinterbliebene und Überlebende eine Stimme.
Suizid. Selbstmord. Freitod. Selbsttötung. Selbstentleibung. So vielseitig die Bezeichnung, so vielschichtig das Phänomen. Und doch bringen es alle diese Begriffe – die in diesem Werk auch durchleuchtet und diskutiert werden – auf den Punkt: Es ist endgültig. Das Töten seiner selbst.
Mit Beiträgen u. a. von: Joachim Fugmann, Dr. Katherina Heinrichs, Thomas Konrad, Rebecca Peters, Luci van Org, Christian von Aster, Bianca Stücker, Asp Spreng, Michael Sele.

ISBN: 978-3-948887-29-2

Preis: 16,90€

Erhältlich im gut sortierten Buchhandel sowie unter **shop.outbird.net**

Bereits erschienen in der Edition Outbird:
M. Kruppe | Wendepunkte – Lange Nächte in Tampere

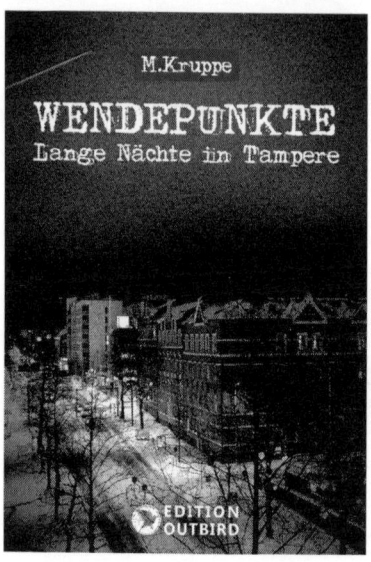

Kälte. Schnee. Sehr viel mehr fällt M. Kruppe nicht ein zu Finnland, als er im Winter 2022 ein unerwartetes Angebot annimmt und als Residenz-Künstler für einen Monat in eins der nördlichsten Länder der Erde reist. Ohne jede Vorstellung, was ihn, den eher karibischen Typ, wie er selbst sagt, hier erwartet, führt ihn die Reise über Helsinki nach Tampere. Die Menschen, denen er hier begegnet, skizziert er so anschaulich, ehrlich und unterhaltsam wie schon im „Kaff der guten Hoffnung", während seine Reise durch ein Land unter Schnee ihn auch immer wieder zu seinen eigenen Stimmen, seinem innersten Ich und zu vermeintlich Vergessenem zurück führt. Mal ernst, mal mit viel Humor, erkundet er die Stadt, die Menschen, ihre Gewohnheiten, „eine Sprache, die ständigem Fluchen gleicht"
(O-Ton Kruppe), und vor allem die Tiefen seines eigenen Seins.

ISBN: 978-3-948887-40-7

Preis: 15,90€

Erhältlich im gut sortierten Buchhandel sowie unter **shop.outbird.net**

Ihnen hat dieses Buch gefallen?
Empfehlen Sie es gern weiter - vielen Dank!

Außerdem (im Onlineshop) erhältlich:
Fenster zur Nacht - Die Klangarchive der Edition Outbird
mit Kelpy feat. Luci Van Org, Gruftschlampen, 45 Colors u.v.m.

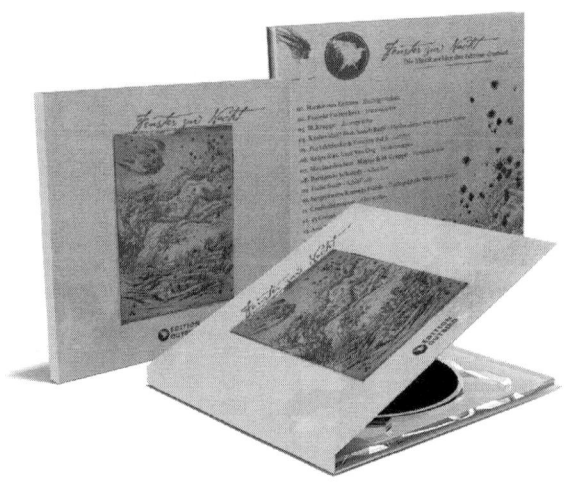